國仚道
단전행공

天地人一和
仚道永法
靑山仚篩

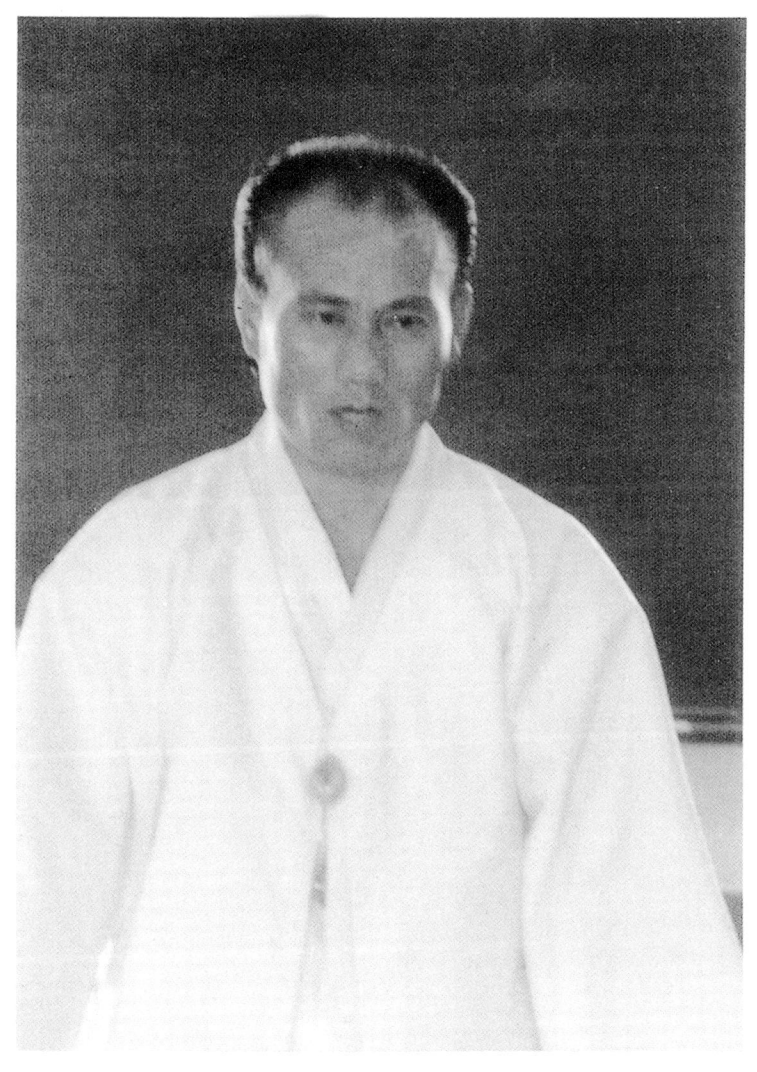

아무리 거대한 강국이라도 국민자신의 수도정신 없이는 자존할 수 없고
어떠한 강건한 민족이라도 국민자신의 수도정신 없이는 번영할 수 없고
어떠한 찬란한 문화라도 국민 각 개인의 수도정신과 도덕이념 없이는
영원히 보존할 수 없는 것은 天理인 것이다.

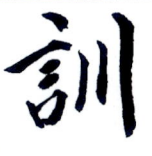

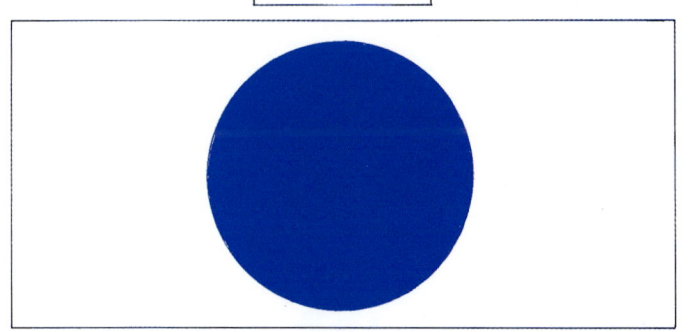

正心　正視　正覺　正道　正行

正覺道源 體智体軀

伕道一和 救活蒼生

伕道住

하늘 사람의 진리에
사람이 주인
진리의 근원을 올바로 깨달아
내가 지혜와 능력을 얻어가지고
하늘 사람 진리에
하나로 조화하여
하늘안의 모든 생명체를 구하리.

伕—하늘사람선·깨달을 불·통할선

修道綱領

- 吾眞은 國伕道를 닦아가는 사람임을 銘心한다
- 吾眞은 道力과 德을 겸비한 사람이 되게 努力한다
- 吾眞은 宇宙와 人類先靈을 大孝之心으로 받든다
- 吾眞은 宇宙의 大道眞理를 몸소 닦아 얻어 實踐한다
- 吾眞은 우주의 永遠한 永法을 正覺하고 遵守한다
- 吾眞은 大氣를 大乘하고 億兆의 蒼生을 救活한다
- 吾眞은 天地造化로 될 伕世界로 蒼生을 引導한다

青山揭頌(序詩)

마음은 누리에 차고
누리이 마음에 차네
누리의 도는 마음의 도
마음의 도는 누리의 도
마음 누리 둘 아닐세

사람은 누리의 主人
누리의 神秘 사람에 찼네
精、氣、神 丹田行功으로
누리의 힘 사람에 通하면
몸과 마음 自由自在

靑山은 언제나 無碍淸淨
富貴功名 꿈밖일레라
누리의 精 배에 부르고
누리의 氣 머리에 차고
누리의 神 마음에 밝아 있네

刻苦 修業 二十餘年
念願은 오로지 救活蒼生
스승에게 이어 받은 이 道法을
누리에 두루 펴기 전에
娑婆因緣 내 어찌 마다 하오리

산에 올라 심산유곡(深山幽谷) 거닐자니 사부님 생각 간절하고, 이끼 덮어 미끄러우니 맨발 산중 수도(修道)하던 옛시절 그립구나. 큰 나무에 햇빛 가려도 잔숲은 우거져 있으니 그 잔숲 틈에 어린 나무들 언제나 커 갈거나. 그래도 그 잔숲이 있어 산새들 쉬어 고운 노래 부르고 둥지틀어 삶을 이어가니 큰 나무밑 잔숲도 한몫일세. 흰구름 한가로이 흐르는 그림자 스쳐 지나고 산새소리 산골짜기에 잦은데, 재 너머 시원한 바람 불어 넘어와 잔나뭇잎 흔들어 놓고, 굽어내린 숲속을 돌아서 내려오는 산골물 옥인듯 맑아라. 푸르고 푸른산이 산골물을 흘러 내려 누만년(累萬年)을 쉬임 없으니 무릉도원(武陵桃源) 예로구나. 한폭의 그림같은 그 속에 적연부동(寂然不動) 앉아 있는 내 모습은 어떠한가. 슬픔과 괴로움을 잊은 듯도 하고 온갖 생각을 가다듬는 듯도 하고, 산

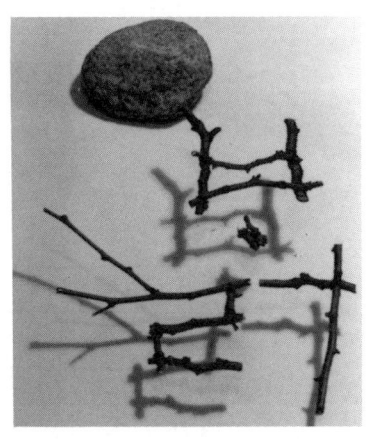

짐승 같기도 하고, 대체 너는 누구냐? 고요한 가운데서 하늘과 선령을 생각하고 그 속에 들어가 몸 고르고, 맘 가라앉히고, 숨 고르고 앉았으니, 하늘과 선령(先靈)님이 살려 주시면 살고 죽으라면 죽으리니 만고 근심걱정 사라지네. 풍진세파(風塵世波) 뛰어넘어 호연지기(浩然之氣) 키워가니 독보건곤(獨步乾坤) 수반아(誰伴我) 읊은 고인(古人)생각 절로 나네. 사부님 아니시면 이 맛을 어이 알았으리.

〈신유 초추 무갑산 수도원(辛酉 初秋 茂甲山 修道源)에서 청산심서(靑山心書)〉

차례

서언(序言) …………………………………………………17
  1. 전제(前提) ……………………………………………21
  2. 생명의 존재 …………………………………………22
  3. 국선도의 단법(丹法) ………………………………25

제1장 국선도의 연원(淵源) ……………………………29
  제1절 계보(系譜) ………………………………………31
  제2절 국선도 수련의 요지(要旨) ……………………34
  제3절 국선도의 유래(由來) …………………………37
  제4절 국선도 명칭의 유래 …………………………62
  제5절 국선도와 붉돌 …………………………………64
  제6절 고증문(古證文) …………………………………67

제2장 국선도의 정체(正體) ……………………………73
  제1절 국선도의 특징 …………………………………80
  제2절 국선도의 목적 …………………………………86

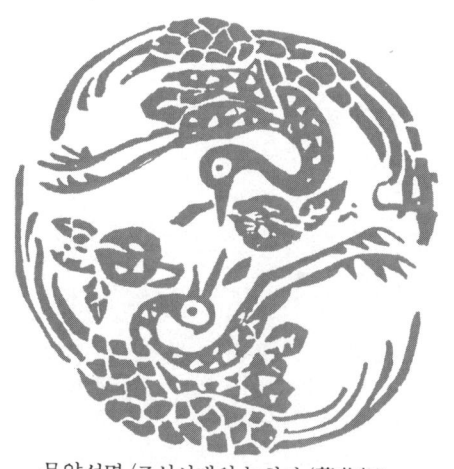

문양설명/조선시대의 능화판(菱花板)

　제3절 국선도의 방법 …………………………………… 89
　제4절 국선도의 문(門) ………………………………… 96
　제5절 국선도의 대의 …………………………………… 100

제3장 국선도의 원리(原理) ……………………………… 105
　제1절 우주(宇宙) ……………………………………… 109
　제2절 인간(人間) ……………………………………… 112
　제3절 인간과 우주 …………………………………… 116
　제4절 우주론과 국선도 ……………………………… 122

제4장 국선도의 행공(行功) ……………………………… 125
　제1절 수도의 사실 …………………………………… 133
　제2절 수도의 규범 …………………………………… 142
　제3절 수도의 준행(遵行) …………………………… 146
　제4절 정기신(精氣神)의 보양(保養) ……………… 151
　　1. 하단전(下丹田)의 정(精) ……………………… 153

2. 상단전(上丹田)의 기(氣) ……………………………… 156
   3. 중단전(中丹田)의 신(神) ……………………………… 158
   4. 삼재(三才)의 도(道) …………………………………… 160
  제5절 정기신(精氣神)의 순성(順成) …………………… 163
  제6절 호흡의 중요성 ……………………………………… 168
  제7절 조신(調身)과 기(氣) ……………………………… 171
  제8절 수도의 주의사항 …………………………………… 173

제5장 수련의 변화와 과정 ………………………………… 179
  제1절 변화의 과정
   1. 중기단법(中氣丹法) …………………………………… 181
   2. 건곤단법(乾坤丹法) …………………………………… 185
   3. 원기단법(元氣丹法) …………………………………… 188
   4. 진기단법(眞氣丹法) …………………………………… 190
  제2절 수련의 과정 ………………………………………… 193
  제3절 국선도 수련의 비결 ……………………………… 196

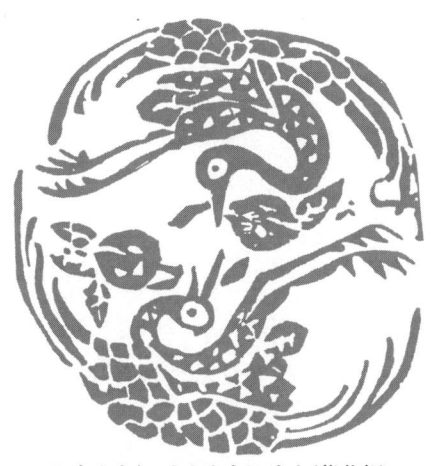

문양설명/조선시대의 능화판(菱花板)

제6장 단법과 운동 ································· 205
  제1절 수도의 준비동작 ···························· 208
  제2절 수도의 정리운동 ···························· 257
    1. 정리 본운동 ································ 257
    2. 몸속 움직임 ································ 286
      기신법(氣身法) ······························· 287
      천화법(天和法) ······························· 298
  3. 말(末) 정리운동 ······························· 303
제7장 중기단법 행공 ······························· 309
  제1절 중기단법 전편 ······························ 312
    1. 해설 ······································· 312
    2. 행공도 ····································· 340
  제2절 중기단법 후편 ······························ 339
    1. 해설 ······································· 339
    2. 행공도 ····································· 340

서언(序言)

1. 전제(前提)
2. 생명의 존재
3. 국선도의 단법(丹法)

서 언(緒 言)

오늘날은 물질문명이 고도로 발달되고 있는 반면에 정신문명은 점점 전락(顚落)하여 가고 있는 시대다.

그러나 윤리도덕(倫理道德)에 대한 관심이 근본적으로 상실된 시대라고는 볼 수 없다.

우리 사회에 있어서도 각계각층에서 도의운동(道義運動)이 일어나고 있으며, 국가에서도 여러 가지 국민운동을 일으키고 있는 것이 그 좌증(左證)이다. 그리고 국선도의 수도(修道) 역시 도의선양(道義宣揚) 운동의 하나인 것이다.

어떻게 하면 인간이 지녀야 할 올바른 자세와, 국민이 지녀야 할 올바른 자세를 깨달아 얻어 가지고 실천할 수 있을까 하는 문제는 우리들의 급선무라고 하지 않을 수 없다.

그러나, 여기에서 문제가 되는 것은 두 가지가 있다고 본다.

하나는 어떠한 자세가 가장 올바르고 착한 것인가 하는 윤리적 가치판단의 문제요, 또 하나는 올바르고 착한 것을 실천케 하는 지도와 방법의 문제다.

이 두 가지 문제는 좀처럼 해결하기 힘든 문제로 되어 있다.

국선도가 해결하려는 목적도 요약하면 이 두가지 어려운 문제를 해결하려는 데 있다.

국선도는 윤리철학(倫理哲學) 문제인 윤리적 가치판단의 기준으로서 '개전일여관(個全一如觀)'을 제시할 것이요, 도의적 이념(道義的 理念)을 실천할 수 있는 방법으로 국선도의 수도(修道)를 제시하려는 바이다.

아는 것도 어렵고 실행하기도 어려운 것이지만 '개전일여관'으로 지(知)의 난(難)을 해결하고, 국선도의 수도(修道)로 행(行)의 난(難)을 해결하려는 것을 국선도의 사명으로 삼는 것이다.

도의운동이나 국민운동의 뜻이 아무리 훌륭하다 하여도 올바로 이해되지 못하고, 올바로 실천되지 못한다 하면 그의 목적을 달성할 수 없을 것이다.

전인류는 누구나 국선도에 들어와 국선도에서 제시하는 윤리도덕과 독특한 수도방법에 의한 국선도를 체득(體得)함으로써 올바른 자세를 지닌 전인적인 인간이 되기를 기대하는 바이다.

1. 전 제(前 提)

 이 책을 쓰기 전에 하고 싶은 말이 있다. 왜냐하면 누구나 알기 쉽고 누구나 이해(理解)하여야 되므로 국선도(國仚道)가 무엇이며, 이 책을 쓰게 된 동기가 무엇인가를 간단히 밝히고자 함이다.

 역리(易理)니 철학(哲學)이니 종교(宗敎)니 사상(思想)이니 천지법도(天地法度)니 윤리도덕(倫理道德)이니 성서(聖書) 경서(經書) 유심론(唯心論)이니 유물론(唯物論)이니 이루 헤아릴 수 없는 많은 문헌(文獻) 등은 너무 분화 발전하여 사람의 머리(思考方式)로는 다 기억하고 이해하고 실천할 수 없는 경지까지 도달하여 오히려 좋은 말, 좋은 글인 줄 아나 그것들이 우리를 병들게 하고 사상적으로도 갈라 놓았으며, 우리를 피로하게 만들어 놓았다.

 이 말은 다른 말로 쉽게 표현하면 너무 많아서 우리의 머리로는 다 소화를 시킬 수 없다는 얘기다.

 소화 못하니 답답하여 병이 생긴다. 한평생 가만히 앉아서 배우고 들어도 많은 말, 많은 글, 많은 경서나 성서, 그리고 좋은 책을 다 보고 배우고 실행하기란 힘드는 일이라 아니할 수 없으며, 또한 할 수도 없는 노릇이다.

 이렇게 볼 때 청산(靑山)마저도 또 글을 남겨 놓으면 이 글을 보는 분을 역시 괴롭히는 것밖에 무엇이 더 있느냐 하는 결론적 얘기다.

 그러므로 몇 마디씩 간추려서 이 책을 천도(天道)와 지도(地道)와 인도(人道)에 따라 역리(易理)와 단리(丹理)와 병

리(病理) 윤리도덕(倫理道德)과 섭취(攝取)와 배출(排出)을 밝힌 것이니 참고가 될 것임을 알리며,
 수련을 희망하는 분은 수련장에 나와서 정확하게 지도를 받고 집에서나 수련장에서 수련하면 되는 쉬운 것이며, 이 도법은 우리 민족의 고래(古來)로부터 하늘을 섬기는 사상에서 부터 전래하여 발전된 것임을 밝혀두며, 누구나 수련하여 이득을 보면 되는 것이다.
 수련을 하여도 이득을 볼 수 없다면 천언만어(千言萬語)가 다 쓸데없는(無用) 것이다.

2. 생명(生命)의 존재(存在)

 전인류가 누구나 천지의 자연 조화로 부모님의 정기를 받고 세상에 태어나면서부터 생명을 이어가는 데는 세 가지가 있다고 본다.
 첫째는 입으로 먹는 것이요.
 둘째는 코로 마시는 공기요.
 셋째는 적당한 운동이다. 이 세 가지를 잘 조화(調和)만 하면 건강이며, 충실한 생명체이다. 그러나 반대로 조화시키지 못하면 병이 된다.
 이 세 가지가 합쳐서 생명을 유지하는 것은 삼척동자라도 알 것이다. 이 세 가지가 조화되어 무궁한 조화를 부린다. 생각도 나게 하고, 말도 하게 하고, 행동도 하게 하고, 힘도 나게 하고, 세상만사 무엇이나 하려고 든다.
 그러나 자연의 도리를 따라가야 하는데 그렇지 못한 데서부

터 병이 생긴다. 그러므로 많은 책이 나오고, 많은 종교가 수없이 생기고, 갖가지 운동법과 별의별 것이 다 쏟아져 나와서 이제 감당키 어려운 극에 도달하여 사람의 기본적 정신을 마비시키고 공포도덕이 기세를 하게 되었으니, 우주의 섭리가 사람을 그대로 둘 수 없어 행복도덕이며, 자연을 따라 행하는 자연의 도법이 나오는 것이다.

사람은 천지자연의 법도에 맞도록 생활하면 무병장수할 수 있으나 그 법도에 따르지 않으면 병약하여 요사(夭死)하게 된다는 것은 자명(自明)의 이치다. 그러나 그 원리(原理)를 따르지 못하는 것은 사람만이 가지고 있는 자유를 잘못 사용하는 까닭이다.

그 자유가 자기 개인의 감정을 따라 가게 되므로 지나친 욕망이 생겨 과욕(過慾) 과색(過色)으로 마음과 몸을 병들게 한다. 병약의 원인은 여러 가지 감정생활에 있겠지만 요약하여 말하면 이 두 가지가 될 것이다.

그러면 무엇 때문에 몸과 마음이 병들고 해로운 자유행동을 할까? 이것은 사람이 가지고 있는 지능과 감정보다 의지(意志)의 힘이 약한 까닭이다. 그러므로 국선도의 수련은 다름아닌 강한 의지력(意志力)을 길러주는 수련법이다.

의지가 약하면 자기의 욕심과 감정을 따르므로 지나친 고민과 행동으로 천지자연의 법도를 거역하는 반역자가 되게 되니 마음에는 고통이 오고 몸에는 병이 들어 천수(天壽)를 다하지 못하고 병들어 고생하다가 일찍 사망한다.

그러므로 동서고금의 무병장수한 사람들의 생활을 더듬어

보면 고량진미에 호의호식하며 살았다는 사람은 하나도 없다.
 더구나, 몸을 너무 과격하게 쓰지도 아니했고 너무 편안하게 앉아 있지도 않았다. 뿐만 아니라 오늘날에도 육식보다 채식을 권장하며, 또 병의 근원을 몸에서 찾지 않고 마음에서 찾게 된 까닭은 무엇일까? 그것은 다름 아니라 사람의 건강은 옛날 원시적인 인간의 생활과 같은 소박한 생활 속에서 회복할 수 있다는 원리를 암시하는 것이다.
 이와 같이 먹고 마시는 섭생(攝生)을 자연(自然)에 따라야 됨은 물론 행동도 자연에 맞추어야 하므로 정식(正息) 정식(正食) 정행(正行)이란 소중한 생명을 살리는 길이다. 다음으로 세 가지 섭생과 운동보다 못하지 않게 중요한 것이 있으니, 배출(排出)이 또한 올바른 것이 되게 하는 수련이 중요한 것이다.
 그것은 올바른 생각(思想)을 내고 올바른 말(言語)을 내고, 올바른 행위를 내는 것이니, 이것을 사언행(思言行)이라 한다.
 국선도의 수련법은 이 사언행이 올바로 나오게 하는 수련인 것이다. 사욕(私慾)과 사심(私心)을 버리는 의지를 기르고 공심(公心)과 도심(道心)을 갖게 하는 수련이 바로 국선도라는 것을 알면 된다.
 요약하여 말하면 음식을 과하게 먹지(過食)도 않고, 과격한 운동(過行)도 안 하고, 과격한 욕심(過慾)도 안 내고, 과격한 생각(過思)도 안 내며 그렇다고 마시는 것을 멈추는 것(斷息)도 안 하며, 음식을 안 먹는 것(斷食)도 안 하며, 운동을 안

하는 것(斷行)도 아니다.

어디까지나 자연을 따라 올바르게 먹고(正食), 올바르게 마시고(正息), 올바르게 운동하고(正行), 올바른 생각(正思)과 올바른 말(正語)과 올바른 운동 또는, 행동(正行)을 하여 자연의 공도(公道)와 공심(公心)으로 자연의 도리에 맞는 도심(道心)으로 정도(正道)의 생활을 하여 충실한 생명체를 기르는 도법(養生道法)이 바로 다름 아닌 우리 민족 고유의 국선도임을 알고 실천하면 되는 쉬운 것이다.

이 도법은 단리(丹理)와 역리(易理)로 완전히 해명할 수 있는 극치적 수련법임을 밝히며, 모두가 화합하여 하나로 모일 수 있는 진법이며, 영원불멸의 영법이다〔일화통일(一和統一)의 진 영법(眞 永法)〕.

이 뒤에 쓰는 글은 역리(易理)와 단리(丹理)로써 밝히는 참고서이니, 수련하는 데 도움이 될 것만 간단히 골라 쓰겠음을 밝힌다.

3. 국선도(國仚道)의 단법(丹法)

국선도(國仚道)는 청산이 공개한 양생비법(養生祕法)이다.

이 비전(祕傳)은 청산이 청운(靑雲) 스승님으로부터 전수받은 비전(祕傳)이다. 청산은 이 비법을 정각도(正覺道)니 선도법(仙道法)이니 붉돌법 또는 국선도라 이름하였으나 그 이름은 역사 속에서도 수없이 바뀌어 전래(傳來)하여 내려왔다. 그 명칭은 다음 장에 쓰겠거니와 그 이름에는 크게 관심을 두지 않는다.

문제는 이 도법의 실효에 있다. 청산은 이 비전을 스승으로 부터 듣고, 보고, 배우고, 닦아 도력(道力)을 얻었다. 누구나 청산으로부터 이 비전을 듣고, 보고, 배우고, 닦아 도력을 얻으면 되는 것이다. 만일 누구나 이 도법을 듣고, 보고, 배우고 닦아도 도력을 얻을 수 없다면 천언만어(千言萬語)의 설명이 무용할 것이다. 누구나 수도하여 효과로 입증하여 가치를 판단하기 바란다.
　이 도법의 유래는 동방문화(東方文化) 속에 깊이 뿌리를 박고 있는 선(仙)의 단리(丹理)에 근거(根據)한 것이다. 단리(丹理)의 목적은 불로장생(不老長生)하든가 노익장(老益壯)하여 홍안백발(紅顏白髮)로 원기왕성(元氣旺盛)하여진다는 양생비결(養生祕訣)이다.
　그러므로 국선도는 깨닫고, 보고, 듣고 하여서 되는 것이 아니라 직접 수련하면 한만치 이득을 보는 생명을 기르는 양생의 도(養生之道)인 것이다.
　국선도(國仙道)라 하면 신선(神仙)을 연상하여 먼 옛날 고담(古談)에서나 나오는 미신적 설화같이 생각될 것이 사실이다. 월세계(月世界)를 자유로이 왕래하는 현대인 앞에 국선도라는 어설픈 화제를 내놓는다는 것은 심히 어리석은 처사라고 생각 될 것이다.
　그러므로 이 책자를 대할 때 도대체 무슨 소리를 했느냐 하고, 아무 기대도 없이 흥미조로 심심풀이로 읽을는지도 모른다.
　이와 같은 독자의 심리를 미리 짐작하므로 결론에서 나올 수 있는 하나의 명제를 먼저 한 마디 쓰면 다음과 같다.
 "국선도의 수련은 우화등천(羽化登天)하거나 장생불사(長生不死)한다는 신선되는 수련을 하는 도(道)가 아니라, 동양철학적인 단리(丹理)에 의한 연단법(煉丹法)의 수련으로 무병건강(無病健康)하게 되는 인간최고의 양생지도(養生之道)인 것이다.
 이름 그대로 수련의 도(道)가 높아지면 지상선인(地上仙人)과 흡사한 지력(智力)과 덕력(德力)과 체력(體力)을 얻게 되는 우리 민족 전래의 고유의 도이다"
 이와 같은 전제 밑에서 이 국선도(國伜道)를 서술하여 볼까 한다. 이러한 전제를 대할 때는 누구나 흥미를 가지지 않을 수 없는 동시에 수련에 대한 기대도 가져볼 줄 안다.
 그렇다면 독자는 다시 다음과 같은 의문이 일어날 것이다.
 '단리(丹理)에 의한 연단법(煉丹法)이란 무엇이며 또 그러한 도(道) 또는 방법이 우리 민족 전래의 도(道)란 어떤 뜻인가?'
하는 생각과 또는
'그 도(道)를 어찌하여 국선도(國伜道)라고 하는가?'
하는 의문들일 것이다.

제 1 장 국선도의 연원(淵源)

제1절 계보(系譜)
제2절 국선도 수련의 요지(要旨)
제3절 국선도의 유래(由來)
제4절 국선도 명칭의 유래
제5절 국선도와 붉돌
제6절 고증문(古證文)

제 1 장 국선도의 연원(淵源)

제 1 절 계보(系譜)

 이상과 같은 전제를 걸어 놓고 앞으로 여러 방면으로 해설을 시도하겠거니와 독자들에게 이해하는 데 편리를 드리기 위하여 복잡한 이론 전개 속에 들어 있는 사상적 근거와 그 줄거리를 하나의 계보적 형식으로 미리 제시하여 놓고 그 내용을 여러 갈래로 여러 장(章)으로 분류하여 서술하려 한다.

 먼저 중국을 중심으로 한 사상적 체계를 보면 단학(丹學)의 위치는 특이하다.
 동양철학(東洋哲學)이나 사상(思想)을 아는 이들에게도 단학(丹學)이란 말은 생소할 것이다.
 춘추전국(春秋戰國)시에 제자백가(諸子百家)가 있어 구가(九家)니 구류(九類)니 하는 유가(儒家), 도가(道家), 음양가(陰陽家), 법가(法家), 잡가(雜家) 등의 구가(九家)로 분류하였으나 단학(丹學)에 대한 뚜렷한 일가(一家)는 보이지 아니한다. 그 중에 잡가(雜家) 속에 의학(醫學)이 들어 있고 우리나라에서도 과거를 볼 때 의과(醫科)는 역시 잡과(雜科) 속에 넣었던 것이다.

그러나 단리(丹理) 속에는 음양사상(陰陽思想), 오행사상(五行思想) 그리고 의학적 사상(醫學的 思想)들이 내포되어 있어 그 원리를 떠나서는 단학(丹學)이 성립되지 못하나 단학(丹學)은 그 모든 원리를 이용하되 철학적인 이해나 음양오행의 상생상극(相生相剋)의 이해나 의학적인 원리나 그 처방의 응용같은 것을 주안으로 하지 않고 그 모든 원리를 직접 인간 생명체에서 자연적으로 작용하도록 수련하는 방법이라고 말할 수 있다.

즉 단리(丹理)는 다름 아닌 음양오행의 원리에 근거하였으므로 수련의 원리를 설명할 때에 언제나 음양오행의 주역원리(周易原理)를 가지고 설명하지만 단리적(丹理的)인 연단법(煉丹法)은 소우주적 지위(小宇宙的 地位)에 있는 인간을 기초로 하여 '정기신(精氣神)'의 상생원리(相生原理)를 토대로 해설하고 수련하는 것이다.

그러므로 정기신(精氣神)이라는 개념으로 설명이 있을 때는 단학적(丹學的)인 특유한 체계인 것을 알아야 한다.

중국 철학사상가(哲學思想家)에서도 단리(丹理)를 위주로 한 사상에는 위백양(魏伯陽)의 『참동계(參同契)』와 『내경(內經)』이 있다. 그외에도 단리적(丹理的)인 글이 많이 있으나 연단법(煉丹法)까지 해명된 글은 극히 드물다.

제1장 국선도의 연원(淵原)

　다음으로 '국선도 수련의 방법은 우리 민족 고유의 전통적인 도(道)'라는 의미는 무엇인가 하는 점을 앞으로 서술할 것이다.
　요약하면 우리 상고시대(上古時代)의 고신도 의식(古神道儀式)에 있어서는 제정일치시대이므로 군주가 곧 제주이며 제주는 곧 하늘님과 통하는 신인격(神人格)인바 개인으로서
　그 신인적 수련(修煉)을 쌓은 사람이 다름 아닌 선인(仙人)이다. 그 선인이 되기 위한 수련이 전승하여 최후에는 천인합일지경(天人合一之境)에 도달할 수 있는 방법의 체계가 확립하게 된 것이다. 이것은 자연발생적 발견이라 할 수 있다. 다시 말하면 오랜 체험과 행동으로 체득(體得)한 것이다.
　이상으로 중국사상가(中國思想家)에서 발전한 단리(丹理)에 대한 말과 우리 민족적 전통으로 발전해 내려오는 수련방법의 체계를 간단히 말하였거니와 앞으로 그 이론과 방법을 아울러 설명한 것이 이 저술의 내용이 될 것이다.
　여기에서 한 구절 인용하고 싶은 말이 있다. 달마선사(達磨禪師)의 四行觀 첫머리에,

「夫 入道多道 要而言之 不出二種 一是理入 二是行入
　부 입도다도 요이언지 불출이종 일시이입 이시행입」

　이러한 말이 있다. 대개 도(道)에 들어가는 방법이 많이 있으나 요약하면 두 가지 종류밖에 없으니 하나는 이론으로 들어가는 길이요, 하나는 행동으로 들어가는 길이라는 뜻이다.

그렇다면 중국의 사상가들은 이입(理入)코저 하였고 우리의 선조는 행입(行入)으로 볼 수 있으나 우리는 현재 이론으로 또는 수련행동으로 이 극치(極致)를 목표로 한 생명충실(生命充實)의 수련을 하게 되는 셈인 것이다. 그러나 이입(理入)은 난(難)하고 행입(行入)은 이(易)한 것이다.

이(理)로서는 아직 천리(天理)에 접근하기 난(難)하나 우리의 수련으로는 천지변화(天地變化)에 직접 참여하기 쉬운 것이니 체험으로 이(理)를 인지(認知)할 수 있는 것이다.

천리(天理)는 논증(論證)은 어려우나 실증(實證)은 어디서나 찾을 수 있다. 국선도 수련(國仚道 修煉)은 하나의 몸으로 이루어지는 실증과학(實證科學)인 것이다.

제 2 절 국선도 수련의 요지(要旨)

선법(仙法)은 국선도법의 약칭(約稱)이며 단리(丹理)이다.

단리(丹理)의 발상지는 우리나라이다. 발상지가 우리나라인 것은 다음 장에서 밝히겠거니와 선법(仙法)과 단리(丹理)에 대한 단어풀이부터 하면, '선(仙)'이란 산인(山人)을 말함이니 옛부터 수도자는 심산유곡(深山幽谷)에 들어가 도(道)를 닦으므로 나온 말이다.

'도(道)'란 자연(自然)의 도리(道理)로서 변화하지도 않으며 모든 사물을 생성사멸(生成死滅) 변화(變化)케 하는 진리요 길인 것이다. 그러므로 우주만유(宇宙萬有)는 도리(道理)

를 떠나 존재할 수 없는 것이다.

 '단(丹)'이란 화색(火色)이요, 화(火)는 형질(形質)이 아닌 기체이니 육안으로 볼 수 없고, 단지 공리(空裏)이므로 무하유(無何有)의 명(名)이요, 일기(一氣)의 원(原)이 된다. 화(火)가 생동(生動)함에 만유(萬有)의 역(力)이 생발(生發)하는 것인즉 만유(萬有)가 역(力)으로 나타남에는 필히 화동(火動)하고야 나타나는 것인즉 화(火) 없는 역(力)은 없는 것이다. 그러므로 우리 속어에 화력(火力)이라 한다.

 이(理)는 이치(理致)의 약칭이요, 전(田)은 모이는 장소 위치의 뜻이니 단전(丹田)이란 말은 기운이 모이는 장소란 뜻이며, 단(丹)에는 외단(外丹)과 내단(內丹)이 있으니 주로 금석지재(金石之材)와 약초를 사용한 환약을 복용하여 단리의 효력을 얻으려는 방법 등을 외단(外丹)이라 한다.

 외단(外丹) 조제법과 약초는 다음 장에서 밝히겠거니와 외단(外丹)으로써 역사속에 성도(成道)한 사람은 없으며 오직 강장제로써 복용하였을 뿐임을 밝혀둔다.

 그런데 청산이 청운도사〔본명 이송운(李松雲) 경상북도 안동 출신〕로부터 전수한 법통(法統)은 동방단리(東方丹理)의 정통적 정수(正髓)인 정기신삼단(精氣神三丹), 단전이단호흡(丹田二段呼吸)으로부터 대기(大氣)와 합일(合一)하는 경지까지 승화시키는 묘법(妙法)이다. 이것은 내단(內丹)이며 정통적 단리(正統的 丹理)인 것이다.

 자고로 허다한 사람들이 동서고금을 통하여 입산하여 수도하였으나 득도(得道)하는 이가 극히 적음은 이러한 정통적인 단리의 방법을 해득(解得)하지 못한 까닭이요, 간혹 어떤 정도의 수도가 되었다 할지라도 올바른 방법의 지도가 없이는 도법(道法) 극치에 도달할 수 없는 까닭이다.

본 국선도의 성격은 특이한 바가 있다.

제일의적(第一義的)으로는 일반종교가 아니며 신(神)이나 영(靈)을 직접 위하지도 아니한다.

이 국선도는 인간의 실존을 그대로 대상으로 삼는 실존생명(實存生命)의 자연과학이라고도 볼 수 있다. 생명이 있은 연후에 모든 문제가 문제될 것으로 보는 양생지도(養生之道)다.

그렇다고 하여 생리학(生理學)과 같이 분석적이요 해부학적인 입장에서 다루는 것이 아니라 동양사상적인 방법으로 종합적이요 전체적인 입장에서 체험과 자각과 자증(自證)의 체득적(體得的) 방법(方法)에 서는 도법인 것이다. 그러므로 국선도법(國仚道法)이라 호칭하게 된 것이다.

세간에는 선(仙)을 잘 이해치 못하여 망상과 환상과 욕망만으로 시종일관 하다가 끝내는 미신으로 패가망신한 예가 많이 있었던 것이 사실이다. 그리고 선(仙)에 대한 허다한 서적에는 본래부터 비유와 가탁(假託)을 성문(成文)으로 했기 때문에 이해불능으로 된 것이 많았는데 이러한 것을 맹신하다가 촉사망신(促死亡身)하게 되었다.

한때는 또 도교(道敎)란 것이 우리나라에 들어와 선교(仙敎)라 칭하고 우매한 자들을 사기하며 혹은 요술로써 선(仙)이라 칭하며 혹은 황백술(黃白術)이 선(仙)이라 하여 금전을 사취(詐取)하는 등 사기가 있었던 것으로서 그 까닭은 선(仙)

의 단리(丹理)를 닦아 성도(成道)하면 후계자에게 직접 지도하고는 세수(世壽)를 거쳐서 자기들의 본향(本鄕)인 어딘가로 가고 흔적을 남기지 않으므로 종적이 묘연(妙然)하므로 세인이 혹 국선도를 부인하거나 정통적(正統的) 선단(仙丹)을 모르므로, 자기 나름대로 조작하여 선도(仙道) 또는, 국선도(國仙道)라 한 까닭이다.

 국선도는 오직 위생(衛生)을 잘하고 정심(靜心) 정좌(靜座)로써 단전호흡(丹田呼吸)을 하여 기혈유통(氣穴流通)으로 질병을 멀리하고 성명(性命)을 닦아, 기혈(氣血)의 노쇠(老衰)를 방지하고 생명을 영구하게 자연(自然)의 도리(道理)에 합일(合一)하여 사(死)가 있으면 불사(不死)가 있고 유형(有形)이 있으면 무형(無形)이 있는 것과 같이 불사방(不死方)으로 영생(永生)하려는 도(道)인즉 자신의 건강을 위해서 직접 행공(行功)하는데 무슨 종교류와 미신 등이 필요있단 말인가.

 오직 인류생존의 기본이 되므로 성실하여 근이행지(勤而行之)하면 성(成)하고 태만무성(怠慢無誠)하면 불성(不成)이 있을 뿐이다.

제3절 국선도의 유래(由來)

 항간에는 선(仙)의 단리(丹理)를 정확히 기록한 문헌은 없고 그저 선적(仙的)인 의식이 있을 뿐이다.
 선(仙)은 수천 수만 년 전 상고시대(上古時代)부터 전래하여온 비전(祕傳)이 있었다고 봐야하나 기록이 남지 않았음은 심히 유감이다.

그러나 문자로 선단(仙丹)을 하는 것이 아니고 직접 산 생명체로서 보고 듣고 지도를 받아 실행하여 체득이 있을 뿐이다.

우리나라에서는 수천 수만 년 전부터 신선사상(神仙思想)이 전래하여 왔으며 옛 중국에서는 신선을 우리나라에 와서 찾으려 했으며 중국상대(中國上代) 문헌에는 신선설(神仙說)이 없다. 노자(老子)에도 없었고 장자(莊子)에 이르러 비로소 나타난다.

그것은 우리 민족이 생활과정에서 고대신관(古代神官)들이 입산하여 수도하였고 그 산을 신산(神山)이라 하여 숭앙하였고 산에 들어가 수도하는 자를 신선이라 하였으며 산에 들어가는 이유는 산이 고(高)하므로 하늘과 가장 가깝다는 생각에서였으며 이는 제천 또는 경천사상(敬天思想)에서 발생한 것이며 월성(月星)과 태양신(太陽神)을 신봉하는 마음에서 유래된 것이다.

이는 곧 우리민족의 사상으로 선적(仙的)인 생활화를 이룬 것이다. 이러한 전통에서 신선사상(神仙思想)이 전래하여 왔으며 신관 아닌 사람도 입산하여 선(仙)의 도법(道法)을 닦으면 기인적(奇人的)인 선인(仙人)이 되는 수가 많았다.

그러나 그들의 최종의 수행은 숨을 고르는 조식법(調息法)인 단리수행(丹理修行)이었던 것이다. 왜냐하면 경천사상에서 하늘과 통하고 있는 공기를 많이 마시며 잘 조화하는 것이 하

제 1장 국선도의 연원(淵源)

늘과 상통(相通)한다는 판단에서였던 것이다. 그리하여 기공호흡(氣孔呼吸)은 물론이려니와 전신의 기(氣)를 유통시키는 법까지 체득(體得)케 되어 자연과 상통하는 문(門)이 열리며 기적이 일어나 성도(成道)를 하게되었던 것이므로 비전(祕傳)으로서 구전심수(口傳心授)하게 된 것이니 고증(古證)이 없이 실증(實證)으로서 산 역사는 흐르는 것이다.

세상에 이름이 밝혀진 고선인(古仙人)만 해도 천기도인(天氣道人) 이하 환인(桓因), 단군(檀君), 영랑(永郎), 옥룡자(玉龍子), 최고운(崔孤雲), 백우자(百愚子), 청학진인(靑鶴眞人), 운학도인(雲鶴道人), 청운도인(靑雲道人)이며 백우자(百愚子)는 이혜손(李惠孫)이요, 청학진인(靑鶴眞人)은 위한조(魏漢祚)이니 모두 이조(李祖) 성종시(成宗時)의 사람이요 청운도인(靑雲道人)은 현존하고 계시며 청산(靑山)의 사부이다.

중국의 선파(仙派)의 고선(古仙)은 광성자(廣成子) 이하 황제(黃帝), 노자(老子), 위백양(魏伯陽), 장자양(張紫陽), 여순양(呂純陽), 장삼봉(張三丰)이라 하나 정통적 한민족(韓民族)의 단리(丹理)로써 성도(成道)하였는 지는 의문이 있다.

이러한 신선사상(神仙思想)의 발상지는 우리나라이기 때문에 선적 의식(仙的 儀式)이 있게 된 것으로서 그의 명(名)은 변천과정에서 붉(밝고 깨끗한 사람의 뜻), 순(하늘과 땅의 새사람), 사이(하늘과도 통하고 사람과도 통하는 사이사람), 솖(사람을 살리는 사람의 뜻), 선인(先人, 모든 사람보다 앞선

사람), 천기도(天氣道, 하늘기운의 뜻)라 하였고 후에 입산(入山)한다 하여 선인(仙人)이라 하고 진리(眞理)의 법(法)을 닦는다 하여 선도법(仙道法)이라 호칭하게 되었다.

차후에는 현묘지도(玄妙之道)니 풍류도(風流道), 단기법(丹氣法), 풍월도(風月道), 국선(國仙), 단도(丹道), 정각도(正覺道)니 하였으나 오직 그의 목적은 전장(前章)에서 밝힌 바와 같이 국선도는 진실무위(眞實無僞)하고 청정독립(淸淨獨立)하여 소요자재(消遙自在)하며 관규수진(觀竅修眞)으로 자신의 건강을 위해서 직접 행공(行功)하여 우주(宇宙)의 정(精)이 단전(丹田)에 집적(集積)이 되게 하여 기장신명(氣壯神明)하게 되는 법인 것이다.

다시 말하면 국선도(國伇道)는 양생지도(養生之道)며 양기법(養氣法)으로서 전인적 인간수련(全人的 人間修煉)에 서 있는 도법(道法)이다. 전인적 인간수련이란 다른 도법(道法)과 국선도(國伇道)가 다른 점이기도 하다.

고증적(古證的) 선인(仙人)이 있었다는 입증문헌(立證文獻)과 의식(儀式)의 자료는 많으나 책명만 있지 변란(變亂)을 당할적마다 없어진 탓으로 현재는 한 권도 찾을 길 없는 것이 통분한 일이다.

그러나 일부가 땅에서 출토되고 우리 이웃 나라의 문헌속에서 나타나므로 다소 열거하며 고증을 들겠다. 1971년 백제(百濟) 무녕왕릉(武寧王陵)에서 출토된 동경면(銅鏡面)에는 다음과 같이 기록되었다.

제1장 국선도의 연원(淵源)

「 尙方 作意眞大好, 上有仙人不知老, 渴飮玉泉, 飢食棗壽 如
  상방 작의진대호   상유선인부지노   갈음옥천   기식조수   여
金石兮
금석혜 」

하였으니 상방(尙方)이라는 당시(當時) 관직(官職)을 가지고 있는 분이 쓴 글로서 선인(仙人)이 있었음을 고증적(古證的) 기록을 하였다.
『일본서기(日本書記)』에 보면 흠명천황조(欽明天皇條)에 백제가 일본에 원군을 청하니 일본에서 답하기를,

「너희 나라에는 옛부터 고유의 도가 있으나 불교가 들어와 그 도를 돌보지 않으니 이제라도 그 도를 부활하여 닦으면 스스로 강대국이 될 것이다.」

하였으니 불교가 들어오기 전에 도(道)가 있음이 분명하다.
이제 우리 손에 남아 있는 유일한 옛 역사의 기록인『삼국사기(三國史記)』에서 선(仙)에 관한 사실을 찾아보기로 한다.
나아가서는 그 선(仙)이라고 표현된 말의 우리 민족 고유의 말은 무엇인지 더 나아가 그 선 사상(仙思想)의 연원(淵源)인 고유의 사상은 무엇이었는가를 탐색해 봐야 하겠다.
따라서 선적(仙的) 수련(修煉)이란 무엇이며 어떠한 경로로 발생하였는가를 알아봐야 하겠다.
『삼국사기(三國史記)』에 기록되어 있는 최치원(崔致遠)의

국선도

난랑비서문(鸞郎碑序文)을 보면,

「 國有玄妙之道 曰風流 設敎之源
　국유현묘지도　왈풍류　설교지원
　詳備仙史 實乃包含三敎 接化群生
　상비선사　실내포함삼교　접화군생 」

'이 나라에 현묘지도(玄妙之道)가 있으니 가로되 풍류(風流)라 실로 이 도(道)는 삼교(三敎)를 포함한 것으로 모든 민중과 접촉하여 이들을 교화(敎化)하였다.'

　이러한 뜻으로 그 포함되어 있는 삼교(三敎) 즉 공자(孔子), 노자(老子), 석가(釋迦)의 교리를 약기(略記)하여 놓은 것이 그 서문으로서 주목되는 문구로 우리 나라에 있었던 현묘(玄妙)한 도(道)를 풍류(風流)라고 한 말이다.

　이 풍류지도(風流之道)는 무엇일까?

　그 내용이 선사(仙史)에 상기(詳記)되어 있다고 하였으니 어찌하여 풍류도(風流道)가 선사(仙史)에 있을까?

　선(仙)과 어떠한 관계가 있을까?

　『삼국유사(三國遺史)』에 보면 진흥왕(眞興王)이 천성이 멋이 있어 신선(神仙)을 크게 숭상했다는 말이 있고 또 화랑도(花郎道)를 풍류도(風流道)라고 하나 화랑의 최고지위자를 국선(國仙)이라 하였으니 풍류나 화랑은 선(仙)이라는 말과 관계가 깊은 것을 깊이 생각지 않을 수 없다. 그러므로 국유현묘지도(國有玄妙之道)가 과연 무엇인가 하는 문제에 대하여

제 1장 국선도의 연원(淵源)

깊이 연구한 권위 있는 학자들의 견해를 찾아 보지 않을 수 없다.

먼저 육당(六堂) 최남선(崔南善) 선생(先生)의 연구를 중요시하지 않을 수 없다.

특히 그의 고대사 연구중 고신도(古神道) 분야의 문헌 가운데 저서 『조선역사상고편(朝鮮歷史上古編)』, 『고사통상고편(故事通上古編)』, 『심춘순례(尋春巡禮)』, 『백두산근참기(白頭山覲參記)』, 『현시조선(現時朝鮮)』 『단군론(檀君論)』, 『불함문화론(不咸文化論)』 등은 민족고유의 사상을 해명하는데 주력한 것이다.

일례를 들어 한 구절만 소개하면 백두산근참기(白頭山覲參記)에,

「조선신전(朝鮮神典)에 나타나는 고도(古道)의 요의는 극히 간명직재(簡明直裁)한 것이다.

그 철리(哲理)의 정수(精粹)는 광명의식(光明意識)이었다.

일광명(一光明)의 중(中)에 인천(人天)이 융섭(融攝)하고 물아(物我)가 혼일(混一)됨이 그 이론(理論)인데 그 계기(契機)를 붉이라 하고 그리하는 실현과정을 슬〔역(譯)하여 선(仙) 혹은 선(鮮)〕이라 하고 그리하는 실현방법을 돌〔역(譯)하여 복(復) 혹은 귀(歸)〕이라 하니…」

이렇게 그는 여러 논문과 여러 저서 중에 민족고유의 도에 대한 설명을 요약한 곳이 허다히 많다. 지금 열거한 구절도

그 중의 하나에 불과하나 그의 저서는 상시(上示)한 한 구절의 하나하나를 해설한 내용으로 보아도 좋을 것이다.

다시 말하면 광명(光明), 천(天), 붉, 술, 돌 등의 어원적(語源的) 해설로 우리민족의 고유사상과 그 특이성, 그 우월성을 해명하기에 힘쓴 것이다.

그 요약된 문구를 체계적으로 분류하면 고도(古道)의 신봉 대상(信奉對象)은 천(天)이요, 숭배하는 제단은 산봉(山峰)이요, 숭배자는 우리민족이요, 숭배로 얻는 효과는 천인합일(天人合一)이요, 숭배방법은 제천(祭天)과 선적(仙的) 수행(修行)이요, 효과적 원리는 귀본(歸本)이다.

여기에서 다소 해설이 필요한 것은 천(天)에 대한 의미와 선(仙)에 대한 의미일 것이다.

숭배의 대상인 천(天)은 하늘로서 하늘을 인격화한 개념이 하늘님일 것이다. 그리고 하늘이 구체적으로 나타난 것은 해요 빛이다. 태양과 광명은 하늘과 하느님을 대신하여 숭배의 대상이 된다. 따라서 태양과 광명은 곧 붉은 것으로서 '붉'을 숭앙하는 동시에 대낮을 백주(白晝)라 하는 것처럼 흰 것이 숭앙되어 백(白)을 신성시 한다.

그리고 고산(高山)의 산정(山頂)은 천(天)에의 통로로 생각되어 그들은 고산숭앙(高山崇仰)의 심리에서 천제(天祭)를 드린 산에 언제나 백자(白字)를 붙였다. '붉'이 들어간다는 뜻이다. 그러므로 단군성조(檀君聖祖)가 신정(神政)을 베풀고 하늘을 숭배한 곳을 백두산(白頭山)이라 했다. 태백(太白)도 같은 뜻이다.

언제나 백산상(白山上)에 제단을 쌓고 천(天)〔하늘, 하느님, 태양(太陽), 붉〕에 제사한 것이다.

그리고 천제(天祭)를 드리는 제주는 천(天) 또는 하늘님과 통하는 신인(神人)이어야 한다. 그러한 영통자(靈通者)를 '술ㅇ'이라 한 것이다. 그 어원을 가진 것이 오늘에까지 전승하였으니 지금도 영통자(靈通者)를 '손' 또는 '산이'〔무(巫)〕라고 한다. 무(巫)는 고대에 있어서 신정시대(神政時代)는 군주(君主)요 제주(祭主)로서 그 지위는 군장(君長)이었으나 현재는 한갓 무당으로 전락하고 만것이다. 이 '손'이라는 고어(古語)가 음사(音寫)하여 한자(漢字)로 선(仙)이 된 것이다.

그런데 고대민족적(古代民族的)으로 수행(遂行)되던 선관(仙官)의 도(道)가 한편으로는 그대로 전래하여 국가적 종교로 선풍(仙風)이 되고 한편으로는 그 선(仙)의 도(道)가 개인적 천인합일지수련(天人合一之修煉)의 방편으로 선도(仙道)의 수련이 되었으니 예를 들면 『고려사(高麗史)』 곳곳에 나오듯이 그때마다 군왕(君王)들이 고선도(古仙道)를 다시 부흥시켜야 하겠다고 번번히 조서를 내린 것은 국가적인 신봉의 대상으로서의 민족적 종교행사인 고선도(古仙道)였던 것이다.

그리고 현재 우리가 수련의 방법으로서의 국선도는 천(天)과 선령(先靈)을 받들고 천인융합(天人融合)의 수련의 방법으로서의 도(道)인 바 우주생성(宇宙生成)의 근원에 접근하는 방편으로서 대생명체(大生命體)인 천(天)에 돌아가는(復元) 합치(合致)의 도(道)〔방법(方法)〕인 것이다.

그러나 이 도(道)의 원류(源流)는 다름아닌 우리 고선도(古

仙道) 또는 고신도(古神道)인 고대성조(古代聖祖)때로부터 전래하는 하늘도(道)에 있는 것이다.

'슬'의 어의는 생(生)으로서 모든 생(生)의 원천은 천(天)이요, 태양(太陽)이요, 광명(光明)이라고 믿었던 까닭이다. 그러므로 그 도(道)는 곧 생명의 도(道)였던 것으로서 생(生)을 귀중히 여기는 생명도(生命道)로서 이해되어야 한다.

그리고 현상윤(玄相允) 선생(先生)의 『조선문화사(朝鮮文化史)』에서도 역시 제천사상(祭天思想)과 경천사상(敬天思想)이 우리 민족의 고유한 사상임을 밝히면서 고구려(高句麗)의 동맹(同盟), 부여(扶餘)의 영고(迎鼓), 동예(東濊)의 무천(舞天) 등이 동일한 사상이라고 했다.

그리고 경천숭배사상(敬天崇拜思想)은 곧 태양숭배(太陽崇拜) 사상임을 뜻한다고 말했다.

뿐만 아니라 단재(丹齋) 신채호(申采浩) 선생(先生)은 선사(仙史)에 대하여 그 선(仙)이란 도가(道家)에서 말하는 신선(神仙)에 대한 개념과는 다르다 했다.

선인(仙人) 또는 국선(國仙)이라 할 때의 선(仙)은 선인(先人)이라는 말 또는 '선인'이라는 우리나라 말의 한자로 음역된 것이라고 말하였다.

그 실례로써 『최형전(崔螢傳)』, 『고려도경(高麗圖經)』, 『통전(通典)』, 『신당서(新唐書)』 등에 나오는 조의선인(皂衣先人)이란 낭도(郎徒)들을 가르친 말이라고 했다.

고구려(高句麗)의 조의선인(皂衣先人)이 바로 선인(仙人)이며 국선(國仙)이요,

제1장 국선도의 연원(淵源)

 그 정신을 계승한 것이 바로 신라(新羅)의 화랑(花郞)으로서 다 같이 고신도(古神道)를 숭상하는 민족정신의 고유한 주체 세력임을 그의 『조선상고사(朝鮮上古史)』에 밝혀 놓은 것이다.
 그리고 단재선생(丹齋先生)은 그 도(道)를 선비도(道)라고 했으며, 후에 풍류도(風流道)라고 했다고 한 것이다.
 요약해보면 우리 민족정신 속에 잠재해 있고 우리 언어 속에 깃들어 있는 천(天), 즉 하늘님 또는 하느님을 숭앙하는 생각은 우리 생활을 지배해온 고유의 사상이다. 그리고 그 하늘을 숭배하는 제주(祭主)는 우리 고유의 말로 '솔오(손)'으로서 한자로 음사(音寫)된 선(仙)이다.
 그러므로 고신도(古神道)를 선풍(仙風)이니 선도(仙道)라고 후세에 칭하게 된 것이다. 그것이 국가 민족적으로 계승하여 민족적 종풍(宗風)이 되었고 따라서 개인적으로 선적(仙的)인 수련으로 천인합일(天人合一)의 경지에 도달할 목적을 가진 사람이 다름아닌 선도수련자(仙道修煉者)인 것이다.
 앞으로 이 두 갈래의 경향을 따로 설명해 보겠다.
 먼저 전자 즉 국가적인 고신도(古神道)의 전승적(傳承的)인 노력을 『고려사(高麗史)』 등에서 엿보면 처처에서 그 염원의 사실이 발견된다.
 『고려사(高麗史)권십팔(卷十八)』 의종 2년(毅宗二年) 조서(詔書)를 내려

「옛날 신라시대 선사상(仙思想)〔선풍(仙風)〕이 크게 발전하

여 천(天)이 즐기고 인민(人民)이 안녕하였다. 우리 고려(高麗)도 왕건(王建) 태조(太祖)로부터 오랫동안 선사상(仙思想)을 믿어왔다. 그런데 근일에 이 사상이 쇠퇴하였으니 다시 부흥시켜야 한다.」

는 말이 분명히 기록되어 있다.
　이같이 민족적인 고도(古道)를 선사상(仙思想)이라 칭한 것이다.
　의종은 다시 조서(詔書)를 내려

「왕건태조로부터 선사상을 숭상하여 왔는데 최근에 양경(兩京)〔평양(平壤), 개성(開城)〕에서 선가(仙家) 의식(儀式)인 팔관회(八關會)가 옛모습을 잃고있다. 다시 선가(仙家)를 정하고 옛 풍습을 따라 행(行)하도록 하라.」

고 하였으니, 여기에 명시된 바와 같이 선사상이 다름아닌 고유의 도(道)요, 그리고 팔관회라는 것이 선도(仙道)의 행사임을 알수 있는 것이다.
　그러므로 우리나라의 고유정신이 담기어 있는 선도(仙道)의 한 의식인 팔관회에 특히 유의하여 고찰할 필요가 있으므로 팔관회에 대한 고사를 몇 가지 더듬어 보지 않을 수 없다.
　만일 팔관회가 우리의 고유한 선도사상과 직접 관계가 있는 국가적 행사라 하면 선사상의 사실이 분명해질 것이다.
　그런데 팔관회라는 민족적 의식에 불교적 의식과 혼동이 된 것도 우리의 선(仙)사상이 도교(道教)와 혼동된 것과 흡사한 점이 없지 않다. 팔관회가 불교적 행사와 혼동된 것은 불교적 의식의 팔관재(八關齊)가 있는 까닭이다. 그러나 팔관회와 팔관재는 근본적으로 다르다.

불교의 팔관재는 불교의 팔계(八戒)와의 관계에서 나온 것이다. 불살생(不殺生), 불도(不盜), 불음(不淫), 불망언(不忘言) 등 팔계를 위한 것으로서 팔관재계(八關齊戒)라 한다. 그 재(齊)는 재계(齊戒)로서의 불공의계(佛供儀戒)임이 뚜렷하다. 그러나 팔관회는 국가의식으로서 천신(天神) 군신(軍神) 등에 대한 축제행사임에서부터 그 형식과 내용이 다르다.

『송사(宋史)』 고려전(高麗傳)』에 보면

「고려가 천(天)에 제(祭)하고 숭신(崇神)에 제(祭)하는 제전을 팔관회라 칭한다.」

하였고 『동문선(東文選)』에 보면

「팔관회는 팔선(八仙)의 관문(關門)의 뜻」

이라 했고

「신라 진흥왕 33년에 군신(軍神)의 명복을 빌기 위하여 팔관회를 설(設)하였다.」

국선도

고 하였다.

  이러한 말들만 종합해보더라도 팔관회는 우리들의 고유한 의식이요, 선도(仙道)에 관계있는 의식이요, 민족적 의식임을 알 수 있는 것이다.
  『고려사(高麗史) 권십사(卷十四)』 세가(世家) 예종 11년(叡宗十一年)의 조서(詔書)중에

「고시(古時) 영랑(永郎), 술랑(述郎), 안상(安詳), 남석행(南石行) 등 사선(四仙)의 행적에 영광을 가(加)하라, 그 사선(四仙)의 숭고한 정신을 받들라, 근일에는 국선(國仙)의 도(道)를 구하는 자 없다. 태관(太官)의 자손으로 하여금 국선의 도(道)를 행(行)케 하라.」

하는 말이 기록되어 있다.
  국선의 도, 선가(仙家)의 의식인 팔관회, 이러한 것이 다름 아닌 우리 고유의 국선도라고 보지 않을 수 없다.
  『고려도경(高麗圖經)』이라는 책이 있다. 이 책은 송(宋)나라 선화봉사(宣和奉使) 서긍(徐兢)이 고려(高麗)에 와서 보고 들은 대로 기록한 고려견문록(高麗見聞錄)인데 그 책 가운데

「팔관회는 고구려의 동맹을 계승한 것이다.」

하고 써 있다.
　『위지 동이전(魏志 東夷傳)』에도

「부여의 영고, 예맥의 무천, 신라의 팔관, 고구려의 동맹」
은 다같은 제천의 우리 민족의식임을 밝힌 바 있다.
　고려 6대 성종(成宗)이 유교를 억지로 보급하려 하니 이지백(李知白)이

「국민 전체가 선왕의 도(道)인 팔관회, 연등(燃燈), 선랑(仙郞) 등 고유한 사상을 신봉하고 있어 외래적인 유교를 반대하니 옛 사상을 발전시킴이 가(可)하다.」

고 한 말이『고려사(高麗史)』에서 볼 수 있다.
　여기에 말한 고유의 우리 사상은 결코 외래적인 유(儒)나 불(佛)이나 도교(道敎)는 아니었으니 그 팔관, 연등, 동맹 등의 선사상의 도(道)임에는 틀림이 없을 것이다.
　『삼국유사(三國遺事)』에 보면 화랑도를 창설한 진흥왕의 화랑도 창설의 진의를 분명하게 엿볼 수가 있다.

「왕은 천성이 풍미(風味)하여 신선(神仙)을 섬기고 아름다운 자를 택하여 원화를 삼고 선비를 뽑아 효제충신(孝悌忠臣)을 가르치고 이것으로 나라를 다스렸다.」

고 기록이 되어 있다. 그러나 뜻같이 되지 않아 중단이 되었

국선도

으나 그후 다시 시작한 사실을 이렇게 기록하였다.

「그러나 왕의 마음에는 나라를 흥케 하려면 먼저 풍월도(風月道)를 흥케 하여야 하겠다는 생각이 있어 다시 영(令)을 내려 양가(良家)의 남자 중에서 덕행이 있는 자를 뽑아 화랑이라 칭하고 그 중에서 설원랑(薛原郎)을 뽑아서 국선(國仙)을 삼으니 이것이 화랑과 국선의 시초다. 이로부터 풍습이 개선되고 상경하순(上敬下順)하여 오상육예(五常六藝)며 삼사육정(三師六正)이 세상에 널리 행(行)케 되었다.」

하였으니 선(仙)의 도(道)를 숭앙하여 화랑도를 창설하여 국정이 바로 잡히고 풍습순화(風習順化)되고 오상육예(五常六藝) 등이 선양(宣揚)되었으니 우리도 그 선(仙)의 도(道)가 한갓 우화등천적(羽化登天的)인 미신적 도교의 신선사상을 그렇게 보급시켰다고 볼 수 없는 것이다.

하나의 여담이지만 국선도 혹은 선도(仙道)라 하면 무슨 신비적인 종교같이 생각되어 우리 생활과 거리가 먼 것처럼도 생각하는 이도 있고 또는 이조말년에 잡종종교가 많이 생겨날 적에 일어났던 선도교(仙道敎) 같은 것으로도 오인할 수도 있다.

융희(隆熙) 3년(1909) 차경석(車敬石)이라는 사람이 선도교(仙道敎)를 만들었던 일이 있다. 이것은 강일순(姜一淳 : 증산)이가 세웠던 훔치교(吽哆敎)의 후신(後身)으로서 후에 보화교(普化敎)로 다시 보천교(普天敎)로 개칭한 것으로서 하나

제1장 국선도의 연원(淵源)

의 영술적(靈術的)인 주문을 가진 신앙에 불과하였다.

그러므로 선도의 사상은 도교의 사상도 아니요, 도교에서 파생된 도도 아니요, 하나의 민간사상으로서의 신비사상(神祕思想)도 아니요, 잡종신앙으로 다룰수 있는 차원 낮은 신앙도 아니다.

우리 나라 민족 속에서 성장한 신선사상은 하늘과 하느님을 숭앙하고 인륜도덕을 중히 여기며 올바른 풍습을 따르며 동시에 극치의 인간상을 수련코저 하는 민족예지(民族叡智)의 결정체인 것이다.

다시 말하면 이는 민족고유의 숭천사상(崇天思想)이며 국가적 숭앙의 사상인 동시에 개인적으로는 그 도(道)에 접근을 위한 심신수련자로서 그 명칭이 곧 선(仙)으로서 '슬'도(道)의 수행자를 말함이다.

다음으로는 소설적 서술이 아니요, 역사적 서술도 아닌 하나의 야사적(野史的) 서술인 『화랑외사(花郞外史)』의 한 토막을 다시 독자 앞에 소개하려한다.

화랑도연구에 가장 조예가 깊은 범부선생(凡父先生)은 신라의 옛문화를 찾고 아끼신 분이다.

이제 그이가 저술한 『화랑외사(花郞外史)』중에서 모든 화랑들과 또는 당시 고승 원광대사(圓光大師), 원효대사(元曉大師) 등의 스승이요 숭앙의 대상이던 물계자(勿稽子)에 대한 기록을 간단히 보여줌으로써 고도수련(古道修煉)의 정신을 참고케하려 한다.

긴 글을 그대로 인용할 수 없음이 유감이나 필요한 구절을

띄엄띄엄 약기(略記)하여도 그 진의를 대강 짐작할 수 있으리라고 믿는다.

물계자(勿稽子)에 대한 사적(史蹟)은 『삼국유사(三國遺事)』속에 약 삼백 자 정도로 기록되어 있으나 그에 대한 설화는 수많이 전래해 온다.

「그는 신라 제10세(第十世) 내해왕(奈解王)때 사람이다. …

물계자가 중년이 되었을때는 검술, 음악 그리고 검(神靈)을 섬기는 묘리(妙理)는 말할 것 없고 혹은 처세법 혹은 정치 군사를 물으러 오는 사람들이 모여 들었으며… 자기 지망(志望)대로 수련을 쌓고 있는 청년들이 묵고 있었다. …

오랜 세월을 두고 수련을 하려는 사람들에게는 과목(科目) 수련의 준비 과정으로 정신의 수련부터 먼저 시켰다. …

"검술이나 음악이나 그밖에 무엇이나 열 가지고 백 가지고 간에 그것이 틀린 것이 아니라 꼭 바른 도리(道理)이기만 하면 반드시 둘이 있을 수 없는 것이다. …그것은 하나의 근본에서 나오는 것이니 그것을 사람의 얼(精神)이라고 해 두자. 천만 가지 도리가 다 이 얼에서 생겨나는 것이니 이 얼을 떼어 놓고는 이것이니 저것이니 하는 것은 소(牛) 그림자를 붙들어다가 밭을 갈려고 하는거나 마찬가지로 허망한 소견이야."

그래서 수련을 시킬 때 먼저
"너 숨을 쉴 줄 아느냐?"
하는 것이다.

제1장 국선도의 연원(淵源)

"숨이란 만들어 쉬는 것이 아니라 절로 쉬는 것이다. …숨을 고루는 것이 얼의 앉을 자리를 닦는 것이니 얼의 자리가 임의롭고 난 뒤에야 무슨 수행이든지 할 수 있는 것이다.

숨을 고룬다 얼의 자리를 닦는다. 천만가지 일과 천만가지 이치가 여기서 시작되는 법이거든. 여기서 시작된 것이 아니면 참된 경지에 이를 수 없는 것은 물론이고, 설령 모르는 사람의 눈을 얼핏 속여 넘기는 수 있으랴 하고라도 검님(신령님)이 그런 사람의 눈에 그물(網)을 덮어 버리는 거야."

이러한 방법의 수련으로 얼마를 지내고 나서는 누구나 대선인(大仙人)의 신통한 교육법에 감복하지 않을 수 없었다.

또 항상 이런 말을 했다.

"사람은 누구나 제 빛깔(自己本色)이 있는 법이어서 그것을 잃은 사람은 아무것도 이룰 수 없는 것이다. …제 빛깔을 지닌 사람만이 제 길수(自然의 妙理)를 찾게 되는 법이야. …그러나 제 빛깔이라는 것은 제 멋(自己趣向)과는 다른 것이야. 누구나 제 멋이 있어야 하지만 제 멋대로 논다고 해서 누구에나 맞는 것이 아니야. …아무에게나 맞을 수 있는 제 멋은 먼저 제 빛깔을 지녀서 제 길수를 얻은 그 멋이고 한 사람에게도 맞을 수 없는 제 멋이란 제 길수를 얻지 못한 그것이야.

말하자면 제 빛깔과 절로(自然)와가 한데 빚어서 함뿍 괴고 나면 제작(天人妙合)에 이르는 법인데 이 제작이란 검님이 사람의 마음에 태이는(和合) 것이요, 검님의 마음이 사람의 생각에 태이는 강이니 말하자면 사람이 무엇이나 이루었다고 하면 그것은 다른게 아니라 이 제작에 이르렀다는 것이야."

이렇게 세월이 흘러가는 동안 저절로 물계자를 중심으로 한 개의 풍기(風氣)가 생겼다.

그 풍기란, 물계자 문인치고는 빽빽하거나 어색하거나 설멋지거나 까불거나 설넘치거나 고리거나 비리거나 얄밉거나 젠체하거나 따분하거나 악착한 사람은 아주 없는 것이다.

누구나 척 대하기만 하면 세상 사람들은 물계자의 문인들을 모두 참 멋쟁이(風流)라고 말하게 되었다.

"멋 풍류(風流)! 하늘과 사람 사이에 서로 통하는 것이 멋이야. 하늘에 통하지 아니한 멋은 있을 수 없어. 만일 있다면 그야말로 설멋이란 말이야. 제가 멋이나 있는 체 할 때 벌써 하늘과 통하는 길이 막히는 법이거든."

…"참 멋과 제작은 마침내 한지경이니 너희는 여기까지 아는지? 사우(調和) 맞지 않는 멋은 없는 것이며 터지지(融通透徹) 않은 멋도 없는 것이니 사우 맞지 않고 터지지 않은 제작이 있는가?"

이런 말을 들을 때 환희와 감격에 넘쳐서 눈물을 흘리면서 절하는 제자도 있었다.

물계자는 칼을 쓸 적마다 언제든지 먼저 숨을 고루었다. 그리고는,

"살려지이다."

라는 기도사를 몇 번이든지 수없이 되풀이 하면서 정성을 다하여 기도를 올린 다음에 의례히 노래를 불렀다. 노래가 끝나면 이어 춤을 추었다. 춤이 끝난 다음에 비로소 칼을 쓰는 것이 언제나 변함없는 순서였기 때문에 물계자의 문인들은 으레

제1장 국선도의 연원(淵源)

대선인(大仙人)의 하는 순서대로 따랐다.」

　민족고유의 도를 찾아 보는 탐색은 이것으로 만족하겠다. 독자는 반문할는지 모른다. 하늘님 숭앙한다는 사실밖에 더 찾은 것이 없지 않느냐고. 그러나 나는 그것으로 만족한다는 말이다.
　그 원시적이요 원초적인 하나의 종교적 숭앙심은 그것 그대로 최고 최상의 종교라고 나는 말하고 싶다. 극히 역설적인 의견같지만 그 원초적인 신앙심 이후로 발전한 잡다한 신앙형태는 별로 달갑지 않은 심정이다.
　문화는 분화 발달한다고 하지만 종교적 신심(信心)만은 분화발전이 오히려 원초적인 심리에서 이탈한다고 본다.
　기독교는 2천년 간이나 분화발전했다고 하나 그 많은 신학(神學) 그 많은 교파(敎派)속에서 많은 신자는 방황한다. 예수님의 진정한 종교적 심정을 찾으려면 오직 '하느님 아버지'를 부르고 그 뜻대로 살고 그 뜻대로 죽는데 있다. 하느님을 아버지라고 부른 마음이 곧 그의 종교심이요 생사의 지도이념(指導理念)이다. 이 원초적 근본사상을 떠나면 예수교는 없다.
　불교도 마찬가질 것이다. 불(佛) 가신 후 백 년이 못되어 부파(部派)가 생기기 시작하여 2천여 년 수많은 종파가 생기고 논(論)과 소(疎)가 나와 우리의 마음을 어지럽게 한다. 선파(禪派)에서는 불립문자(不立文字)로 모든 이론을 배제하기도 하나 그들도 이론 아닌 이론으로 역시 생각의 갈피를 잡지 못한다.

석가의 득도한 유일의 심경은 결국 무아(無我)의 경(境)에서 출발하여 무아적 행(無我的 行)에 있을 것이다. 그 외의 이론은 다 방편에 불과할 것이다. 무아적(無我的) 자비행(慈悲行)을 제외하고 무슨 불교가 성립될 것인가.
　우리는 종교의 원초적인 심경에서 살고 죽을 뿐이지 학(學)과 설(說)이 필요없다. 종교는 학(學)도 아니요, 설(說)도 아니다. 그런 것은 과학이나 철학에는 필요할지 모르나 신앙심에는 소용이 없다. 있으면 오히려 방해가 된다.
　이렇게 종교에 대하여 원초적인 심리현상의 중요성을 강조하면 어떤 오해가 있을지 모른다. 그러면 모든 원초적 종교들은 다 가치가 있는 것이라고 주장하는 것처럼 생각하지만 그렇지 않다.
　모든 형태의 원시종교도 그 원초적인 심리중에는 인간이상의 힘과 덕을 가진 존재를 숭앙하고저 하는 생각은 하나의 종교적 정신이 될 것이다.
　그러나 생각이 미개하여 힘만 생각하고 높은 덕을 생각하지 못한 원시인의 종교심은 그것이 발전하여 소위 현재 우리가 말하는 애니미즘이나 토테미즘이나 샤머니즘으로 전락하고 마는 것이다.
　인간의 사욕으로 더불어 주술적인 기괴망측한 무격적(巫覡的) 민간 신앙형태가 이루어진다. 이러한 것을 원시적 종교라고 하면 이는 무가치한 것이지만 그 숭앙의 대상이 힘이 있는 동시에 인간이 생각하는 사회 윤리적 덕이 있다고 믿는 숭배의 대상일 때는 그 신앙심은 반드시 사회적 덕행으로 나타나게 되는 것이다.

그러므로 종교의 가치판단의 기준은 그 신비적인 근거 보다도 오히려 사회적 윤리형태에 있다고 봐야 할 것이다.

아무리 고상한 신을 신봉한다고 하여도 그 신앙심이 비현실적이요 비도덕적일 때는 그 신앙심조차 높이 평가할 수는 없는 것이다. 그러므로 신앙의 대상은 단순하여도 좋으나 그 신앙심에서 나타나는 사회적 실천은 높은 차원의 도덕심이 있어야 한다.

높은 차원이라 함은 아리(我利)보다 공리(公利)를 중시하는 이른바 홍익인간(弘益人間)과 같은 이념을 말하는 것이다.

종교는 나의 문제를 떠나, 아니 나의 문제를 초월하여 우리들의 문제에 도달해야 한다.

그러므로 어떠한 종교든지 소승적(小乘的)인 자기구제(自己救濟)인 것인 동시에 대승적(大乘的)인 중생구제(衆生救濟)가 아울러 중시되는 것이 아니면 참 종교라고 생각할 수 없으니 비록 원시종교의 형태라 할지라도 그 원초적인 정신이 처음부터 그러한 양면구전(兩面具全)한 것이었다면 그 원초적 신앙의 태도만은 높이 평가할 수 있는 것이다.

이러한 의미에서 볼때 우리 민족의 신앙의 원초적인 형태인 오로지 '하늘님'을 숭앙한 그 정신 자체로서 높이 평가할 수 있고 그 신앙의 대상인 하늘님의 속성이 광명(光明), 생육(生肉), 자의(慈義) 등등이 도덕적 생명적 원천으로 본것은 더욱이 대견하지 않을 수 없다.

흔히 말하기를 우리의 고대 종교는 샤머니즘적이라고도 하는 이가 있으나 이는 먼저 말한 분화되고 변형되고 달리 발전된 형태를 말한 것에 불과하다. 원초적인 광명정대(光明正大)한 숭앙의 하늘의 도(道)를 떠나 인간 사리사욕을 채워보려는 무축(巫祝)이 변화한 것이 모든 샤머니즘인 것이다.

우리는 모든 잡생각을 버리고 원초적인 심경으로 돌아가야 한다. 그것이 다름아닌 환본(還本)이다. 삼일신고(三一覆誥) 진리훈(眞理訓) 끝에 반망즉진(返妄卽眞)이란 말이 있다. 망상을 버리고 근본에 돌아가 참에 나아간다고 주해(註解)하였다.

하늘도 좋고 하늘님도 좋다. 하늘을 두려워하고 하늘을 공경하는 정신이 있으면 우리 민족의 고유한 도요, 또 그것으로 족하다. 그 마음은 틀림없이 홍익인간의 도덕적 원천이 될 것이다.

그리고 그 정신을 수련하여 마음과 몸을 닦고저 하는 사람은 후세에 선수도자(仙修道者)라 한 것이다. 그러므로 수도자는 항상 원초적인 정신을 마음에 지녀야 할 것이다.

이 원초적인 심리는 종교적이라는 말보다는 오히려 민족이 지녀온 정신적 자세라고 함이 좋은 것이요, 그 개인적 수련은 생명과 생활의 도와 아울러 그 민족적 고유의 덕성과 밝은 정신을 수련하는 것으로 생각해야 할 것이다.

화랑도(花郞道)의 수련(修煉)도 이러한 사상 밑에서 국가의 요청을 감당할 인재의 수련임에 틀림없었던 것이다.

국선도 수련에 입문(入門)하려는 이들도 이러한 마음의 자세를 갖추기를 바라는 마음에서 이 글을 덧붙이는 것이다.

우리는 단군(檀君)하면 전설적인왕(王)으로 믿어왔다. 그

제1장 국선도의 연원(淵源)

러나 이제 이러한 사실들을 전설로만 흘려 버리는 사고(思考)의 시대는 지나 갔다.

 4~5천 년 전 단군 때 보다도 더 거슬러 올라가 약 60만 년 전 구석기시대의 유물이 충남 공주군 장기면 석장리의 하안 (河岸)에서 발견되었으며 여기에는 전기 구석기와 중기 후기 구석기층과 중석기층까지의 각시대의 문화가 포함되어 있다.

 이는 1964년 11월 연세대학교에서 발굴작업을 했고 1973년 6월에 제주도 동굴에서 홍적세(구석기 약 60만 년 전)의 층의 유물이 발굴되고 1934년과 1935년에 두만강에 연해 있는 동관진의 연대봉에서 구석기 유물이 발굴되었다.

 1933년부터 35년 사이에 두 차례에 걸쳐 동물의 화석과 두 편의 흑요석기 그리고 골각기들을 가지고 구석기 유적이 있음을 입증하였고 함경북도 웅기군 굴포리 서포항의 언덕 사면에 있는 패총에는 신석기와 청동기의 두 개를 발굴하였고 1963년 평양 남쪽 상원군 상원읍에서 서쪽으로 십여 리 정도 되는 검은 모루봉의 남록(南麓 : 남쪽 산기슭)에 위치하여 있는 곳에서는 구석기 시대의 코뿔소와 사슴의 화석이 섞여 있고, 황해도 봉산군 지탑리에서 신석기시대의 유물인 철촉(鐵鏃), 철조침(鐵釣針), 청동환(靑銅環), 토기 전와편(塼瓦片), 오주전 (五銖錢), 관옥(管玉), 토기편(土器片)등이 출토되었다.

 그러니 우리민족은 60만 년 전부터 이 땅에 살았음이 역력히 세상에 밝혀진 것이다. 그러니 우리 민족이야말로 유구한 역사를 가진 민족이며 탄생과 더불어 선적(仙的)인 사상이 자연히 생활의 필요에 의하여 전래하여 온 것이다.

국선도

　그러나 수천만 년 또는 수억 년 전부터 경천사상(敬天思想)에서 전래한 우리 민족의 선(仙)은 외래사상에 의하여 산중에서만 비전(祕傳)하여 오다가 자연승시(自然乘時)로 청산이 청운도사를 만나 수련하고 하산하여 세상에 그 빛을 보게 된 것이다.

　이제 전인류는 사상과 빈부귀천과 남녀노소와 국경을 초월한 일화통일(一和統一)과 효근이념(孝根理念)으로 전인류의 선조를 모시고 완전무결한 우주도덕과 자비와 박애가 충만한 우주옥실(宇宙玉室) 제도를 수반하는 완전조화선인(完全調和仙人)의 경지에서 생활하기 바란다.

제4절 국선도 명칭(名稱)의 유래

　전 절에서 국선도의 유래를 고증적으로 다소 밝혀 놓았거니와 이 장에서는 고증적 선적 수련자의 명칭을 밝히려 한다.

　자기를 모르며 남을 안다는 것은 우스운 일인 것 같이 자기 민족의 주체사상을 모르고 남의 민족의 주체사상을 따른다는 것은 더욱 가소로운 일이 아닐 수 없다.

　그러므로 자기 민족의 고유한 정신(理念)과 사상은 꼭 알아야 한다.

　옛날 우리 민족의 『고기(古記)』, 『사기(史記)』, 『본기(本記)』, 『선사(仙史)』와 이외에 무수한 역사책들과 문헌은 한무제와 당나라 장군 이적(李積)의 손에 수많은 책들이 불살러

제1장 국선도의 연원(淵源)

지고 또는 일본사람의 손에 의하여 말살되고 나머지는 사대주의자들 손에 의하여 거의 없어졌으나 오늘날 땅속에서 또는 이웃나라 고서 중에서 우리 민족의 사기(史記)와 선(仙)적 의식의 문헌이 단편적으로 남아있게 된 것은 우리 민족의 복음(福音)이 아닐 수 없다.

  그러면 선(仙)에 관한 수행도의 이름을 자세히 알아보면 밝음을 하나님이 준다는 생각에서 이에 밝음은 태양으로서 '붉'이라 하고 태양과 가장 가까운 곳은 산봉우리라 하여 입산하여 하늘이 준 공기를 많이 마셔야 된다는 생각에서 호흡을 깊게 하기 시작한데서부터 선적 수련이 시작되었으며 그러한 수행자를 들사람 또는 손사람이라 '솔온'하다가 '산인(山人)', '선인(先人)' 등으로 부르다가 한자(漢字)가 나오며 '선인(仙人)', '신선(神仙)' 등으로 부르게 된 것이며 후에

  『삼국사기(三國史記)』에는 '풍월(風月)', '풍월주(風月主)', '풍월도(風月徒)'라 하고

  『삼국유사(三國遺事) 죽지랑(竹旨郞)』에는 '풍류도(風流徒)', '화랑(花郞)', '원화(原花)'라 하고

  『조정화주지간(朝廷花主之間)』에는 '화주(花主)', '화랑(花郞)', '화랑도(花郞徒)', '화도(花徒)', '향도(香徒)', '국선화랑(國仙花郞)', '국선(國仙)', '국선도(國仙徒)', '선화(仙花)', '선랑(仙郞)', '선도(仙徒)', '선인(仙人)', '선인(先人)'이라 하고

  후에는 '실(實)', '씨알(核)', '조화도(造化道)', '기도(氣道)', '단도(丹道)', '화랑도(花郞道)' 등으로 불려 내려왔으므

로 그 이름을
 오늘날에는 '정각도(正覺道)', '선단(仙丹)', '선법(仙法)', '선도법(仙道法)', '국선도(國仙道)', '붉돌법', '붉받는법', '국선도(國仸道)'니 하게 된 것이다.

제 5 절 국선도와 붉돌

 청산(靑山)의 사부님께서는 항시
 "붉을 받아 돌에 참여 하여야 정말 사람인 거야."
하시고 가르침을 주시었다.
 그러므로 우선 붉돌에 대하여 간단히 밝혀 보면 먼저 붉(밝의 옛글)을 밝혀 보면 붉은 해, 태양(太陽), 일(日), 광명(光明), 천(天) 등을 나타낸 말이다.
 선인(先人)들이 붉을 높이어 받든 것은 그 위력이 무섭고, 한편 그 은덕이 큰 까닭인 동시에 고마운 대상이므로 붉을 하늘같이 공경했다고 역사에 기록되어 있다.
 그리고 그 모든 생활과 생명의 원천이 되는 높고 큰 덕을 높이 받들어 절하고 공경했을 뿐만 아니라 그 위대한 힘을 마음과 몸에 받아 들이는 수도의 방법을 창안하게 된 것이다.
 이를 후대에 한자(漢字)가 나오며 선(仙) 또는 선(仸)이라 하였으며, 우주를 한나라(國)로 보고 사람과 하늘(仸)이 묘합(妙合)하니 이러한 대자연의 길(道)을 모아 이름하여 국선도(國仸道)라 하게 된 것이므로 붉돌과 국선도는 같은 것이다.

제1장 국선도의 연원(淵源)

 현대 과학에서 비로소 볽(太陽)의 큰 혜택을 증명하고 있다.
 우주 창조 또는 천지창조의 근원이 볽의 광선에 있다고 한다. 그 빛의 실체를 광자(光子)라고 하는 물체임을 최근에 알았다고 한다. 이것의 작용으로 모든 물리적, 화학적인 작용이 일어나게 된다는 것이다.
 과학적으로 말하면 광자야말로 우주창조의 주역을 한 창조주다.
 우리는 그 창조주를 숭배하였고, 또 그 생성 변화의 힘을 몸에 받아 작용시키는 방법을 체험으로 체계를 세운 것이 국선도 또는 볽돌법인 것이다.
 다음으로 '돌'이란 명사로서의 돌(石)이 아니라 동사로서의 '돌고 돈다', '돌아간다', '돌아온다'의 돌인 동시에, 기(氣)의 음양운동(陰陽運動)도 말뜻 속에 내포되어 있는 것이다.
 이것은 우주 안에 있는 만물의 생성원리인 것이다.
 만물은 유동한다는 뜻도 있지만, 현대의 우주 생성론(生成論)으로 보아도 광대하고 무변(無邊)한 우주 공간에는 아직도 이름을 짓지 못하고 있는 가칭 우주본질만이 꽉 차 있으며 그것이 어떤 법칙으로 유동함에 따라 전자(電子), 광자(光子), 단자(單子) 같은 것이 생겨 나고 또 생물이 생겨나고, 천체(天體)들이 생기고, 원소(元素)들이 생겨 나고, 생물과 사람이 생겨 났다고 한다.
 그러나 그와 같은 생성 과정뿐 아니라 그 모든 생성과정이 늙어 파멸되면 다시 창조 이전의 형태인 우주의 본질로 돌아

갔다가 다시 운동을 계속하여 물리적, 화학적 변화의 과정을 거쳐서 차원 높은 창조물로 창조된다.

이와 같이 우주 공간은 끊임없는 생성변화의 돌고 돌아감을 거듭하는 창조의 회전장(回轉場)이다.

이것이 다름 아닌 돌며 돌아가고 돌아 오는 존재의 형상이다. 그런데 그와 같이 생성사멸(生成死滅)이 거듭되는 원리는 무엇인가?

우리는 그 원리를 자연(自然)의 법칙(法則)이라고 하거니와 그 법칙(法則)의 내용은 대개 세 가지가 있다.

물리, 화학, 수학의 세 가지 법칙에 맞으면 그것이 여러가지 소립자(素粒子)들로 변하고 원소(元素), 분자(分子), 세포(細胞) 등으로 생성하고 그것이 그 세 가지 법칙에서 조화를 상실하면 파멸하여 본질로 돌아 갔다가 다시 생성 과정을 밟는 것이다.

그러므로 우리가 지금 어떤 방법으로 자연의 도리를 따라 몸과 마음을 닦는 까닭은 우주 생성 법칙을 깨달아 그 돌아가는 우주 대자연의 생성법칙에 올바로 참여 하자는 것이다.

동양의 철학적 용어로 말하면 우주의 창조 이전의 상태는 태극(太極)의 시기며, 돌아 가기 시작 하는 상태는 음양(陰陽)이 동(動)하는 때로서 음양의 상반작용으로 그 힘을 받아 만물이 생성한다는 이치다.

국선도의 수도 방법도 다름 아니라 사람의 몸과 마음의 음양조화를 회복하는 것이다. 그러므로 돌의 이치를 알고 따라서 참여하여야 한다고 한 것이다.

제1장 국선도의 연원(淵源)

우주 안에 있는 만물은 스스로 기계적으로 본능적으로 무의식적으로 대자연의 법칙에 순응하게 되어 있어서 그들의 천수(天壽)를 다 하지만 사람만은 자유 의지와 짧은 지식을 가지고 있으므로 천리(天理)를 거역하는 일이 많아 스스로 그 법칙에서 이탈하여 천명(天命)을 다 누리지 못한다.

이상과 같이 이 붉돌법을 닦아 나가는 것은 무궁무진한 대자연의 창조적 순환의 원리다.

즉 '돌'의 이치를 알아 '붉'을 받아 몸과 마음을 닦아 몸은 맑고, 마음은 밝아 있어 '돌'에 참여하는 독특한 방법이므로 국선도를 '붉돌'이라 호칭하기도 하는 것이다.

제6절 고증문(古證文)

조선 영조 임금 때 학자인 북애자(北崖子)의 『규원사화(揆園史話)』에는

「아득한 한 옛적에 남, 북의 만주와 중국의 북부와 또 몽고의 일부가 이미 우리 겨레의 농사 짓고 짐승 먹이던 곳이다. 이때 태호 복희(太昊伏犧)가 동이(東夷) 겨레의 한 갈래인 풍이(風夷) 겨레의 자손(子孫)으로 태어났다. 그가 수(數)에 의한 변하고 바꾸임의 이치(易理)를 익숙히 알고 서녘(西方)으로 중토로 나아가 수인(燧人)씨를 이어 임금이 되었다. 태호 복희가 동이 겨레의 갈래인 풍이의 자손인 까닭으로 성

국선도

(姓)을 풍(風)씨라 하였다. 옛적엔 동이(東夷) 겨레의 갈래인 견이(畎夷)와 풍이(風夷)가 붉산(백두산)이 있는 발조선(發朝鮮)의 발숙신(發肅愼)을 본고장으로 하였으나 세월이 흐름에 따라 그들이 나누어져 동이의 서(西) 남(南)녘으로 옮아가 살면서 중토의 제후들과 늘 싸웠는데 풍이는 동이의 사람이요 임금인 치우(蚩尤)와 같은 한 가지 겨레다. …」

『산해경(山海經)』이란 책에선 다음과 같이 기록하였다.

「북녘(北方)에 크고 넓은 땅에 한붉산(백두산)이 있는데 이 땅이 숙신나라(肅愼國)다. 이 숙신나라가 붉겨레(白族)인 붉백성(白民), 붉산백성으로 그곳에 수(樹)가 있는데 그 이름을 으뜸(雄)이라 한다. 그리고 이 숙신나라에서 오랜 옛날부터 제일 먼저 8대(八代)의 임금들이 일어났다.」

한붉산이 있는 이 숙신나라, 곧 '배달' 숙신나라에서 일어난 그 8대의 임금들은 사마천의 『사기』와 반고의 『전한서(前漢書)』와 명나라 반광조(潘光祖)의 『강감금단(綱鑑金丹)』에서 다음과 같이 똑똑히 밝혀 두었는데,

「태호 복희(太昊伏羲), 염제 신농(炎帝神農), 황제 헌원(黃帝軒轅), 소호 금천(小昊金天), 전욱 고양(顓頊高陽), 제곡 고신(帝嚳高辛), 요임금(堯), 순임금(舜)〔제요도당씨(帝堯陶唐氏), 제순유우씨(帝舜有虞氏)〕 등 삼황(三皇)과 오제

제1장 국선도의 연원(淵源)

(五帝)다.」

하였으니

「모두 한붉산이 있는 배달(培達) 발조선(發朝鮮, 發肅愼)의 임금이다.」

하였다. 중국(中國) 학자 서량지(徐亮之)의 글에

「세석기(細石器)시대에 문화 부족이 맨 처음 시베리아 남부의 바이칼호수(몽고성 북쪽) 근방에 살았었는데 그것은 중국의 전설에 있는 염제 신농(炎帝神農)의 본종족(本族)이다. 그런데 그 문화종족이 서전 우공에서 말한 동이(東夷) 겨레의 갈래인 도이(島夷), 우이(遇夷), 내이(萊夷), 회이(淮夷), 은나라(殷國) 등의 본종까지 된다. 그 세석기(細石器)시대의 문화부족이 시베리아 땅으로 옮아 왔음은 대략 구석기시대(舊石器時代)의 끝 무렵에 해당한다. 그들은 현 산동성을 중심으로 하여 퍼져 살았다. …」

일본학자 조거(鳥居)는

「한족(漢族)이 중국에 들어오기 수천 수만 년 전부터 중국의 중부와 남부는 본시 동이(東夷)겨레의 갈래인 묘겨레(苗族)가 차지하고 살던 땅인데 한족(漢族)이 들어온 뒤로부터

국선도

점점 접촉하게 되었다. …」

현 중국학자 무봉림(繆鳳林)의 저서 『중국통사(中國通史)』에서 말하기를

「염제 신농(炎帝神農)과 황제 헌원(黃帝軒轅)의 시대에 동이(東夷)* 겨레의 갈래인 여족[黎族: 묘족苗族]이 중국의 남부 땅을 차지하였었다. 대저 옛적에 강한(江漢=양자강과 협서성의 한수)의 증역이 모두 여의 땅(黎境)이었다. …」

중국의 왕동령(王桐齡)은 말하기를

「묘족(苗族) 겨레가 벌써 4천 년 전 시대에 중국의 남부인 호북성, 호남성 및 강서성 등을 점령하고 살았었다. …」

여사면(呂思勉)은 묘(苗)와 만(蠻)에 관해 다음과 같이 말하였다.

「묘(苗)는 대개 만(蠻) 자의 음이 변한 것이다. 묘(苗) 겨

---

* 자(字)풀이 夷=대(大) 궁(弓)=활 잘 쏘는 큰나라. 한족(漢族)이 들어와 진서(眞書=참글)를 자기나라 글로 만들기 위하여 한문(漢文)이라 하고 클 이(夷)자를 오랑캐 이(夷)자로 고쳤다. 발조선(發朝鮮) 숙신사람들(현 우리민족)이 활 잘 쏘고 가장 큰 나라(大弓國)이기 때문에 클 이(夷) 자를 붙이게 된 것임.

제1장 국선도의 연원(淵源)

레는 그 본 이름이 여(黎)다. 묘겨레가 한족(漢族)보다 중국에 먼저 들어 왔으나 뒷날에 한족(漢族)으로부터 쫓겨나갔다는 말도 있다. …」

 우리나라에 대해서는 과거 중국 사람들이 너무나 배타적 독선적으로 역사의 사실을 뒤집어서 오로지 자기 나라 중심으로 역사를 꾸민 것이 적지 않다. 이것은 중국 문헌에서 쉽게 찾을 수 있다. 중국(漢族) 임금들은 선물을 받으면 조공(朝貢)을 바쳤다 하며 모든 나라들을 중국(漢族)의 예속 나라인 것으로 하여 자칭 제후(諸侯)라 하고 모든 나라의 사람을 짐승같이 여겨 나라 이름도 짐승 이름에 비유하여 우리나라도 신라(新羅)를 시라(尸羅=죽은나라), 고구려(高句麗)를 구려(狗麗), 구려(句驪)하여 개나라, 당나귀나라 등으로 불렀다. 이 얼마나 천인공노할 말인가.
 조선(朝鮮)이라는 말의 옛글엔 식신(息愼), 숙신조선(肅愼朝鮮), 직신(稷愼) 등으로 쓰여 졌으나 이는 오늘날 각 도(道)의 명(名)이 바뀌듯 발조선(發朝鮮) 발식신(發息愼)* 발숙신(發肅愼)이 모두 같은 말이다.

 역대 신선통감에는 지황(地皇)씨가 동아(東亞)땅 전체를 비로소 9주(九州)들로 나눴다 하였고 단군(檀君) 때에도 9주(九州)들이 남아 있었다.

---

* 신(愼)이란 참마음(眞心=愼)인 것의 뜻이다.

국선도

　중부원(中部原), 중원(中原)이라 하였으므로 한족(漢族)이 침범하여 차지하고 중(中)자를 따서 중국(中國)이라 하였다.
　고증서(古證書)는 북애자(北崖子)의 『규원사화(揆園史話) 태시기(太始記)』…『산해경(山海經)』…『해외서경(海外西經)』…『대황동경(大荒東經)』…『북경(北經)』…『서전(書傳) 우공편(禹貢篇)』… 반고(班固)의 『전한서(前漢書) 고금인표(古今人表)』… 반광조(潘光祖)의 『강감금단(綱鑑金丹)』…조거(鳥居)의『용세(龍歲) 묘족조사보고(苗族調査報告)』… 임혜상(林惠祥)의 『중국민족사(中國民族史) 형오계즉한족래원지삼(形吳系卽漢族來源之三) 부(附) 구려삼묘(九黎三苗) ……』
　왕동령(王桐齡)의『중국민족사(中國民族史)』…『예기(禮記) 왕제편(王制篇)』… 무봉림(繆鳳林)의『중국통사(中國通史) 사이국족표(四夷國族表)』…『중화민족론(中華民族論)』… 여사면(呂思勉)의『중국민족사(中國民族史)』
　이외에도 우리나라 고증문은 이웃나라 문헌 중에서 수없이 나오고 있으며 우리나라 땅속에서도 수없이 발굴되어 나오고 있다.
　한족(漢族)은 화족(華族)이라 화(華), 하계(夏系)라고 하나 옛날엔 화족이나 하족이나 '화' 또는 '화족'이란 글자나 기록이 전혀 없다.
　중국의 학자들은 한족의 근원 종족은 화족이라 하나 화족(현 중국민족)은 몇 몇 한족이 다른 종족들을 흡수하여 혼합으로 이루어진 종족인 것이며 뿐만 아니라 한족이라는 그 명칭마저 한(漢)나라가 일어선 뒤부터 비로소 생긴 것이다.

제2장 국선도의 정체(正體)

제1절 국선도의 특징
제2절 국선도의 목적
제3절 국선도의 방법
제4절 국선도의 문(門)
제5절 국선도의 대의

제 2 장 국선도의 정체(正體)

 국선도의 수련은 그 초기에 있어서는 지도에 따라 단법(丹法)을 그대로 수련하여도 기력 증진(氣力增進)의 효과를 체득(體得)할 수 있으나 점차로 깊이 들어가고 높이 올라감에 따라서는 국선도의 깊고 높은 뜻을 완전히 이해하지 않고서는 득도(得道)할 수 없는 것이다. 그러므로 국선도의 정체를 한 번 요약하여 밝히는 것이다.
 국선도의 수련은 두 가지로 분류하여 설명할 수 있다. 하나는 우주관(宇宙觀)에 대한 원리요, 또 하나는 인생관(人生觀)에 대한 원리다.
 근본적으로 생각할 때는 자연계나 인간계는 동일한 음양오행(陰陽五行)의 법칙 하(下)에 있으므로 그 생성 변화(生成變化)의 원리는 동일할 것이나 소우주(小宇宙)라고 하는 인간은 우주와는 다른 성격의 정신 작용(精神作用)을 하는 신기지체

(神機之體)요 기립지물(氣立之物)이므로 우주의 원리 이외의 다른 원리가 하나 더 있으므로 그 원리를 해득(解得)하지 않고서는 국선도 수련에 깊이 들어갈 수 없다는 것을 알아야 한다. 그것은 다름아닌 단리(丹理)라는 것이다.

우주나 인간을 역리(易理)로 이해할 수 있으나 인간의 생성 변화의 문제는 정기신(精氣神)으로 관찰하는 단리(丹理)의 이해 없이 역리(易理)만으로는 풀지 못하는 점이 있는 것이다. 그것은 마치 오행(五行)으로 우주의 원리를 해명하지만 지구라는 곳에 앉아 있는 인간이 관찰할 때는 육기(六氣)의 변화가 발견되는 것과도 같은 것이다.

그러므로 오운 육기설(五運六氣說)이 있는 것처럼 지상의 인간 몸에는 정기신(精氣神)의 작용이 하나 더 있어 그것이 올바로 작용되어야 인체 내의 오운 육기(五運六氣)의 음양 오행 작용이 원만히 이루어진다는 것이다.

그러므로 동양 자연학(東洋自然學) 또는 철학과 여러 가지 도서(道書)에는 정기신(精氣神)으로 설명한 단리(丹理)가 허다하게 많이 있으나 그 원초적인 문헌은 『주역(周易)』과 또는 『황제내경(黃帝內經)』에 있으니 우리 민족 선(仙)의 단리(丹理)가 얼마나 오랜 것인가 알 수 있다.

이제 그 내용을 한 마디로 인용하면 『내경(內經)』에는 정기신 운동(精氣神運動)이라 하였고 『주역(周易)』에는 기정형 운동(氣精形運動)이라 하였는데 『내경(內經)』에 보면 정(精)이 축토지기(丑土之氣) 〔인체 내에서는 비토지기(脾土之氣)〕를 상승함으로써 신(神)으로 화(化)하는 것을 정기신 운동(精氣

神運動)이라 하였고 『역(易)』에서는 신(神)이 미토지기(未土之氣)〔인체에서는 폐기(肺氣)〕에 싸여서 하강함으로써 정(精)〔물질적(物質的)〕을 만드는 것을 기정형 운동(氣精形運動)이라 하였다.

　이 말들을 정리하여 보면 『내경』에는 정(精)이 화(化)하여 신(神)이 되는 과정을 설명했고 『역』은 기(氣)가 변화하여 다시 정(精)〔물질적(物質的)〕을 만드는 경로를 말한 것으로 본다.

　이는 정기신 운동(精氣神運動)이라는 표현과 또는 기정형 운동(氣精形運動)이라는 표현으로 각각 인체 내부에서 일어나는 조작 과정의 일면씩을 설명한 것으로 이해된다.

　그러나 국선도의 수련에서 말하여 온 정기신(精氣神)의 단기(丹氣) 작용은 그 삼자(三者)가 서로 원인과 결과가 되어 상관적(相關的) 통일성을 가진 것이다.

　대우주는 음양의 상관 원리로 생성하고 인간인 소우주는 기혈(氣血)의 상관 원리로 나타나 생성 변화하며 따라서 정(精)과 기(氣)와 신(神)을 창조하는 것이니 우리가 보통 정신이라는 것은 사람의 마음 또는 의식작용을 말함이다.

　정기신(精氣神)의 원리를 다소 응용한 표현이다. 이 단기혈(丹氣血)로 인하여 생하는 인간의 정신은 대자연의 우주 정신과 같은 형태이나 그 성격이 다르고 그 질도 다른 것이다.

　먼저도 말하였거니와 우주의 정신은 음양의 율려(律呂)를 뜻하는 것으로서 어디까지나 공식적(公式的)이요, 공리적(公理的)이지만 인간의 기혈지정신(氣血之精神)은 공리적(公理

的)이면서도 사리 사욕적인 것으로서 이해와 고락(苦樂)과 희노지감정(喜怒之感情)의 지배를 받는 정신이다.

그러므로 정상적인 토화작용(土化作用)이 되지 못하여 천명을 다하지 못하고 병약해질 수밖에 없는 것이다. 이것은 하나의 변고(變故)다.

그러므로 국선도의 수련은 인심(人心)을 천지심(天地心)에 맞도록 수련하는 도(道)이므로 정기신(精氣神)의 작용을 극도(極度)로 선도(善導)[심전 선화(心田善化)]하여 음양과 오운육기(五運六氣)의 작용이 내 몸안에서 활발히 일어나도록 하여 천지인(天地人) 삼합(三合)으로 일화 통일(一和統一)하는 방법인 것이다.

만일에 이 정신과 기에 대한 이해가 없이 역(易)의 음양원리와 오운육기의 원리만 거론한다면 이는 한의학의 원리를 벗어나지 못할 것이요, 또는 단전호흡과 같은 동작만을 중시하여도 결코 국선도로써 수련되는 제 4단계인 진기단법(眞氣丹法) 이상의 도력(道力)은 생각할 수도 없을 것이다.

다만 유의할 것은 정기신(精氣神)의 작용으로 활발해지는 통기생생(通氣生生) 절기사망(絶氣死亡)과 같이 통기(通氣)의 현상이 음양과 오운 육기의 상생 작용(相生作用)에 기초를 둔 것이므로 모든 단법(丹法)의 해설이 음양 오운육기설(陰陽五運六氣說)로 이루어지고 있다는 점이다.

결론적으로 말하면 국선도는 역리(易理)와 단리(丹理)의 종합원리로 볼 수 있는 것이다. 단리(丹理)는 역리(易理)를 포함하고 정기신(精氣神)을 더 첨가하는 극치적 수련법이다.

요즘 말로 표현하면 외과와 내과에 정신신경과의 원리를 첨가하는 것과 같은 것이다. 외과 내과로는 치료를 할 수 없을 때에 정신신경과을 찾게 되는 것이다.

서의(西醫)에서는 이 정신신경과가 근일에 발달한 의학이나 동양에서는 고래로부터 이 정기신(精氣神)을 중요시하여 의약보다 앞서 이도이치병(以道而治病)하였다는 말은 다름아닌 정신적 방법으로 치병(治病)했다는 말이다.

인간의 정신을 천지리(天地理)에 합일(合一)케 하는 방법은 먼저 인간적인 사욕을 공욕(公慾)으로 변화시키는 일이다

사욕은 마음을 괴롭히는 결과가 된다. 사리사욕은 공도(公道)인 천지도(天地道)와 합치되는 정신자세가 되지 못한다.

우리의 정신이 언제나 천지(天地)의 도리(道理)와 공리(公利)를 생각하고 나라와 민족과 조상을 염두에 두고 수련할 때 천지인(天地人) 삼합(三合)에 접근할 수 있는 것이다.

그러므로 국선도 수련의 제1수련이 정심(正心), 선심(善心)인 것이요, 심신통일인 것이다. 좀더 나아가 공심(空心) 진심(眞心)으로 공진아(空眞我)가 되어야 천지인(天地人) 삼합(三合)인 것이다.

이와 같은 공진정선(空眞正善)의 마음이 되어야 정심, 시, 각, 도, 행(正心, 視, 覺, 道, 行) 하게 된다. 이와 같은 공, 진, 정, 선심(空, 眞, 正, 善心)을 말하는 것은 소우주인 인간의 소체(小體)가 심리불안으로 파괴되는 일을 방지하자는 것이요, 따라서 우주적인 정신〔공도(公道)〕과 합치하는 자세를 유지하자는 것이다.

따라서 그러한 정신작용으로 정기신(精氣神)의 올바른 정상적인 집중 또는 통일하여 우리 정신자세부터 일반적 감정을 초월하여 초인간적인 마음의 자세가 되어야 국선도의 진기단법(眞氣丹法)부터 수련이 된다는 것을 밝힌다.

한마디로 요약하면, 자연의 법리(法理)를 정각(正覺)하고 그 도(道)의 길을 닦아 나아가 몸소 얻어갖는 체득적 방법(體得的 方法)이 국선도의 정체다.

제 1 절 국선도의 특징(特徵)

원래 동방(東方)에는 도(道)가 많이 있다.

그러나 각기 그 특징이 있다. 우선 상이점(相異點)을 찾아보고 다음으로 공통점을 살펴보자.

유교(儒敎)의 사상은 존심양성(存心養性)으로써 중용지도(中庸之道)를 실천하는 도요, 불교(佛敎)의 사상은 명심견성(明心見性)으로써 중도지행(中道之行)을 실천하는 도(道)다.

그러나 국선도의 사상은 수신연성(修身煉性)으로써 금단지도(金丹之道)를 성취하려는 양생지도(養生之道)다. 이렇게 볼때 그 특징은 각이(各異)하다.

유교는 중용지도(中庸之道)로서 인간사회에서 올바른 윤리적 실천을 하는데 그 목적이 있어 성인(聖人)이나 군자(君子)가 되고저 하는 것이요, 불교는 중도지행(中道之行)으로서 원효대사(元曉大師)의 말을 빌리면

「 以覺言之 無彼無此 穢土淨國 本來一心 生死涅槃 終無二際
　　이각언지　무피무차　예토정국　본래일심　생사열반　종무이제 」

라 하여 모든 차별상(差別相)을 떠난 평등관에서 이해를 초월한 중도(中道)의 행(行)으로서 보살(菩薩)의 경지로 생활한다는 것인 바 이도 역시 올바른 깨달음으로서의 윤리적 실천이 목적인 것이다.

그러나 유독 국선도만은 그와 다르다.

국선도는 올바른 인간만이 되겠다는 도가 아니라 강한 인간, 무병장수의 인간이 되겠다는 것이 그 목적이다. 전자(前者)들은 하나의 도덕적인 인간이 되는 것이 목적이라면 후자(後者)는 생명력이 충일한 인간이 되는 것이 목적인 것이다. 전자는 생활의 도요, 후자는 생명의 도라고 하여야 하겠다.

그러나 여기에는 하나의 공통점이 있다. 동방의 도는 수심수신(修心修身)의 방법에서 나타난다.

수심(修心)을 목적으로 하는 유가(儒家)의 도와 불가(佛家)의 도는 그 수심(修心)으로 인하여 수신양성(修身養性)이라는 부(副)목적이 이루어지며 또한 수신연성(修身煉性)을 목적으로 하는 국선도는 그 수신연성(修身煉性)으로 인하여 수심(修心)이라는 부목적이 이루어지게 된다. 이유는 정심(正心), 선심(善心)이 없이는 도에 도달하지 못하는 까닭이다.

그렇게 본다면 동방사상(東方思想)에는 어디까지나 도덕적인 동시에 양생적(養生的)인 요소가 아울러 잠재해 있다고 본다.

국선도는 생명의 양생(養生)이 되는 동시에 생활의 도덕도 이루어지는 일거양득이 되는 도이다.

아울러 동양적 자연과학의 특징을 해명하지 않을 수 없다. 자연과학 혹은 철학의 연구대상은 언제나 자연과 인생이다. 국선도의 사상이 동양적 자연관에 근거하였으므로 동양적 자연관의 특징을 살펴보면 서구적인 자연관과 상이한 점이 나타난다.

서구 철학에서는 대개가 인과적인 사고방식이나 또는 분석적 사고방식으로 자연을 관찰한다.

자연은 어디서 나왔는가 하는 원인을 따지며 자연은 무엇으로 이루어졌는가 하는 요소를 분석하려 한다. 그리하여 자연의 배후에는 조물주나 창조주를 인정하기도 하고 또는 자연의 구성요소로서 원자(原子)나 단자(單子) 같은 것을 지목하기도 한다.

그러나 동양의 자연인은 자연은 자연 그대로 보고 자연의 배후를 따진다거나 자연을 쪼개서 분석한다거나 하는 일을 하지 아니한다.

자연은(自然)이라는 그 개념대로 (스스로 그렇게 되어 있다.) 생각하는 것이다. 자연은 있어 온 그때도 있었고 또는 있는 그대로 서로 인연을 맺어 생성하여가고 있다고 본다.

자연은 어떤 종(縱)적인 선후(先後)나 상하(上下)관계에서 존재 생성한다고 보는 것이다. 여기에서 음양상호감응(陰陽相互感應)으로 상극(相剋)도 상생(相生)도 이루어져서 만물의 생성사멸적 변화(生成死滅的 變化)가 이루어진다고 본다. 뿐만 아니라 자연세계의 원리와 인간생존의 원리와 분리하여 생각하지도 않고 따라서 인류도덕의 원리도 자연의 원리와 분리하지도 아니한다.

서구의 물리적 화학적 문화가 발달한것은 자연을 분석하고 그 구조를 변화시키는 이른바 자연에 도전하여 얻은 결과인 것이다.

그러나 결국 인간이 자기 손으로 만든 비자연적 인간문명에 인간 자신이 굴복하고 공포를 느끼게 되었다. 다시 말하면 인간은 과학의 발달로 인하여 도리어 도전을 받고 있는 불안에 빠져있는 상태다.

그러나 동양인은 자연을 자연 그대로 두고 자연을 즐기고 자연의 품안에 안기어 자연과 더불어 살기를 원해 왔다. 그러므로 상대적으로 과학문명은 발달치 못하여 현대문화의 후진을 면치 못하게 되었다.

그러므로 이제는 동양인들도 서구의 과학문명을 따라가기 위하여 자연에 도전해야 한다고 생각하나 오늘날에 와서는 도리어 서구문화로만 인간의 생활이 해결될 수 없다는 것을 알게 되었다.

서구적인 과학문명은 생활에는 유익 [有益 : 편이(便易)] 하나 생명에는 위협을 준다는 것을 알게된 것이다.

문제가 여기에 이르자 인간은 동서인(東西人)을 막론하고 자연을 자연 그대로 친근해야만 한다는 인간 본래의 생존원리인 국선도법(國仚道法)을 되찾지 않을 수 없게끔 되었다.

동양인의 자연관은 한 마디로 말하면 기일원론(氣一元論)에 있다. 이는 곧 국선도의 단리(丹理)원리다.

　자연이나 인간이나 막론하고 다 기(氣)의 취산(聚散)으로 생(生)하고 멸(滅)한다. 기(氣)가 한 번은 음(陰)으로 한 번은 양(陽)으로 변하는 것을 말함이니 생(生)은 기(氣)의 취(聚)요, 사(死)는 기(氣)의 산(散)이다.

　이 기(氣)는 우주와 인간의 본원(本源)이다. 기(氣)는 일음일양(一陰一陽)의 누운(樓運)에 의하여 천지인(天地人)의 도를 일관하는 것으로서 이 기(氣)를 우리 인간이 우리 몸에 충일(充溢)시키는 방법이 다름아닌 국선도의 단리인 것이다.

　양생법(養生法)은 곧 양기법(養氣法)인 것임을 알아야 한다. 국선도의 이(理)는 곧 기(氣)의 이(理)요, 기(氣)의 이(理)는 단(丹)의 이(理)가 된다. 그것은 기(氣)를 양(養)하면 선인(仙人)이 되고 기(氣)를 양(養)하려면 단전호흡(丹田呼吸)으로 행공(行功)을 해야하는 까닭이다.

　간단히 말하면 단전호흡(丹田呼吸)으로 기(氣)를 양(養)함으로써 국선도의 목적을 달(達)한다. 축기(蓄氣)는 단전호흡(丹田呼吸)으로 이루어진다.

　끝으로 음양사상(陰陽思想)에 대하여 한 마디 나의 견해를 덧붙이려 한다.

　단전호흡으로 기(氣)를 양(養)하는 것이 단리(丹理)다. 호흡은 기(氣)의 일음일양(一陰一陽)이다. 기(氣)가 한 번 음(陰)으로 한 번은 양(陽)으로 변화하는 것을 말한다.

　음양사상은 동방사상의 근본이라 하였거니와 우주는 기(氣)의 집산(集散)이요 그 집산의 원리는 음양이다. 이 원리가 역

(易)의 철학적 형이상학(形而上學)인 것은 주지(周知)하는 바이나 동방제국(東方諸國)에 있어 음양사상이 제일 먼저 발달하고 생활화한 나라는 우리나라이다.

우리나라 국호(國號)도 여러 가지로 명칭이 있으나 높은 나라, 활 잘 쏘는 나라라 하여 대궁국(大弓國), 바다 동쪽에 있는 민족이라 하여 동이족(東夷族) 또는 해동성국(海東盛國), 후에 해동조선(海東朝鮮)〔고조선(古朝鮮)〕, 군자국(君子國), 이 외에도 수많은 이름을 썼으나 오늘날 대한민국(大韓民國)이라 하였다. 약하여 한국(韓國)이라 한다.

대저 한 민족의 문화적 유산으로서 가장 귀중한 자료는 그 민족의 언어다. 한민족(韓民族) 속에서 수천만 년 혹은 수억 년 전부터 성장해 내려온 우리말은 곧 우리 민족의 사상이 잠재해 있는 것이다.

언어는 변한다. 시대가 변함에 따라 다른 민족의 말과 글로써 이루어지는 말이 들어오기도 한다. 그러나 우리 민족 고유의 말은 그대로 있다.

이러한 견해에서 볼 때 우리나라 말은 거의가 음양성을 내포한 이념이 들어 있는 것을 발견할 수 있다.

우리나라 말의 표현은 양음사상(陽陰思想)이 아니요, 음양사상(陰陽思想)이다. 언제나 음적인 것을 앞에 놓고 양적인 것은 뒤에 놓는다.

예를 들면 '밤낮', '안밖', '물불', '흑백', '좌우', '강산' 등은 음선양후(陰先陽後)다. 한자로는 남녀(男女)라 하나 우리 말로는 여남(연놈)으로 표현한다.

한자로는 호흡이라 하나 우리말로는 들이쉬고 내쉰다고 한다. '들숨 날숨', '들락 날락' 또는 '들숙 날숙' 한다는 말과 표현은 호흡을 들숨이 먼저고 날숨이 후에 있어 한자로 쓰면 흡호(吸呼)로서 흡음(吸陰)이 선(先)이고 호양(呼陽)이 후(後)로서 음양으로 표현이 되어야 할 것이다.

이외에도 우리말은 다 음양사상(陰陽思想)이다. 음양사상은 우리민족 문화속에 그리고 생활속에 깊이 뿌리 박고 있다.

서양적 사고는 음양사상이 아니고 양음사상이다. 양(陽)이 활동적이요 중심이 되었다고 생각하고 있다.

그러나 동양사상은 음(陰)이 더욱 활동적이요, 시초적인 것으로 보아 기(氣)가 먼저 음(陰)으로 나타나고 따라서 양(陽)으로 나타난다고 본다. 소위 음중양화(陰中陽火)인 것이다.

국선도의 단전호흡에도 원리는 기초적인 숨이 들숨인 흡(吸)의 효과로써 음(陰)의 덕용(德用)에 있고 음덕(陰德)인 흡(吸)의 효용으로 단전호흡하여 도태(道胎)가 이루어지는 것이다. 도태는 곧 여성의 포태(胞胎)에 비유한 표현이다.

제 2 절 국선도의 목적(目的)

인간이 영위하는 일에는 목적이 분명하고 정확하고 올바라야 한다.

국선도는 단리(丹理)에 있다 했고 단전수련법(丹田修鍊法)은 산중수도자(山中修道者)의 기본이라 하였거니와 이 단리수련에는 세 가지 뚜렷한 목표가 있다.

다시 말하면 이 세 가지 목표는 서로 상의상즉적(相依相卽的)인 관계가 있어 그 어느 하나라도 단독적으로 성취될 수 없는 성질의 것이다.

이것이 국선도의 특성이기도 하다.

첫째는 극치적 체력이요,

둘째는 극치적 정신력,

셋째는 극치적 도덕력

이니 이 세 가지를 아울러 수도하고저 하는 것이 국선도요, 단리의 목적인 것임을 밝혀둔다.

지(智), 인(仁), 용(勇) 삼자가 다 좋은 인간의 덕성이지만 서로 떠나서는 비가치적인 것이 되고만다.

인(仁)과 용(勇)이 없는 지(智)는 남을 속이는 잔꾀나 부리는 인간이 될 것이요, 지(智)나 용(勇)이 없는 인(仁)은 무능한 인(仁)의 인간이 될 것이요, 지(智)와 인(仁)이 없는 용(勇)은 만용으로서 악독한 인간이 되며 지(智), 인(仁), 용(勇)이 겸전한 인간이 되면 의(義)의 인간이 되며 이상적인 사람이 되는 것처럼 국선도에서는 전인적 수련으로 선인(仙人)의 경지까지 들게 하는 것을 목표로 삼는 것이다.

그런데 항간에서는 흔히 국선도에 대하여 정확하지 못한 견해를 가지고 있는 사람들이 있는 것 같다.

국선도란 마치 바위나 부수고 불속에나 들어 간다든가 하는 따위의 초인간적인 체력을 수련하는 것만이 전부로 착각하고 지나친 호기심에서 찾아 오는 사람이 있다.

그러니 이러한 사람들에게는 제아무리 진언(眞言 : 참말)을 해도 믿지를 않을 뿐만 아니라 도리어 국선도의 진의(眞意)를 의심하거나 불신(不信)마저도 나타내는 것이다.

물론 청산 자신도 시정(市井)에서 국선도를 수련시킨다는 것은 용이한 일이 아님을 알고 있으므로 어떻게 하면 진의(眞意)의 진가(眞價)를 인식시킬 수 있을까 하여 고심하던 끝에 하는 수 없이 실지로 보이는 것이 급선무일 수 밖에 없다고 생각하고 그 도력(道力)을 국내외에서 각TV망을 통하여 또는 서울운동장에서 그 실기를 보였던 것이나, 이는 다만 믿음을 주기 위하여 입증을 해 보였던 것이었다.

물론 이 도법(道法)을 고귀한 인품을 양성하는 곳으로 알고 찾아오는 이는 거의 없었기 때문이지만 이는 반은 알고 반은 모르는 생각이다.

체능(體能)하면 체지(體智)하고 덕력(德力)이 높아져야 도력(道力)이 높아지며 도력이 높아짐에 따라 덕력(德力)이 높아져 자연 심신통일로서 대우주의 진리를 전지(全知)하고 대우주의 도력이 내몸에 합일(合一)하여 도력을 전능(全能)케 되어진다는 것은 직접 단전법(丹田法)의 수도를 해보지 않고서는 이해하기도 곤란할 뿐만 아니라 설명만으로도 이해키 어려운 것이다.

어느 정도 진리적인 방법을 알고 다소라도 수련하면 누구나 그만큼의 효력을 다소 체득할 수 있는 것이 사실이지만 그렇다고 약간의 수도를 했다고 해서 적어도 36단계(一修부터 十五地) 이상의 도단(道段)에 비추어 볼 때 첫 층계에도 발을

제 2장 국선도의 정체(正體)

디뎌놨다고 볼 수는 없는 것이다.

정심(正心)과 정력(精力)이 일치되어야 함은 물론이려니와 동시에 인간과 우주와의 묘합(妙合)이 이루어져야 하는 심오한 원리에 도달해야만이 비로소 만물의 영장인 인간의 능력을 체득하게 되는 것이다.

국선도의 비전(祕傳)은 듣고 보고 직접 수련하여 도력을 얻으면 되는 것이다. 그러므로 국선도 단리(丹理)의 목적은 직접 정기신(精氣神) 통일의 수련에 있다는 것을 명심해야 하겠다.

제 3 절 국선도의 방법(方法)

우주적인 원기(元氣)〔외기(外氣)〕와 인체적 기(氣)〔내기(內氣)〕가 상통하는 길은 오직 호흡에 있다. 그러므로 수도에서 호흡을 중요시하는 것이 국선도의 특색이다.

호흡의 중요성은 누구나 알고 있다. 그러나 호흡의 부조리에서 오는 피해도 적지 않으나 대개 이를 모르고 겨우 생명유지의 정도밖에 호흡을 못하고 있다.

호흡의 신비는 거기서 그치지 않고 더 신비가 있다. 호흡이 빠르고 숨이 거칠면 단명(短命)하고 호흡과 맥박이 같이 뛰면서 어깨호흡을 하면 3일을 넘기지 못하고 사망한다. 이와 같이 맥박과 호흡은 연관성이 있으며 호흡의 중요성은 재언(再言)을 요(要)치 않으므로 수도는 호흡을 고르는 〔조식(調息)〕

데서부터 시작하는 것이다.

　특별한 방법으로 호흡을 하면 우리가 상상할 수 없을 정도의 기적이 일어나는 것을 우리 눈앞에서 볼 수 있을 것이다. 과학이 극도로 발달하였다 하더라도 이 기적같은 사실 앞에서는 입을 열 수가 없으려니와 이 사실을 부인할 수도 없다.

　자연은 심오하고 위대하다.

　자연의 원리에서 생기는 사실을 인간 지혜로서는 아직 접근할 수가 없고 탐구의 발길은 아직도 첫 걸음에 불과하다.

　단리의 호흡방법은 정기신(精氣神) 삼단(三丹) 이단호흡비법(二段呼吸祕法)이다.

　동양적 자연관에 근거하여 실천으로 찾아낸 체득적 비법이기에 자인자득적(自認自得的)인 체지체능(體智體能)이라는 것이다.

　이는 동양자연학적 원리에 의한 방법이요 결코 서구적 철학이나 과학적 방법은 아니다. 이해할 수 없다고 하여 비과학적이라고 부인하는 무지를 그리고 우리가 가지고 있는 과학적 지식이 극히 초보적인 것이었다는 것을 자인할줄 알아야 한다.

　생명을 다룬다면서 생기(生氣) 도는 좁쌀알 하나도 못만드는데야⋯ 단전행공의 방법은 정기신에 있다고 말하였거니와 이는 내단(內丹)이다.

　정(精)을 실(實)하게 하면 기(氣)가 장(壯)해지고 기(氣)가 장(壯)해지면 신(神)이 명(明)해진다는 원리에 근거를 둔다. 이 원리를 형체적으로 쉽게 이해하기 위하여 납촉(蠟燭)

제 2장 국선도의 정체(正體)

의 불로 해설(解說)해 본다면

　정(精)은 초의 유지(油脂)에 해당하고 기(氣)는 심지에 타오르는 화염에 해당하고 신(神)은 화광(火光)에 해당한다고 본다. 즉, 유지가 실하면 화염이 장(壯)할 것이요,

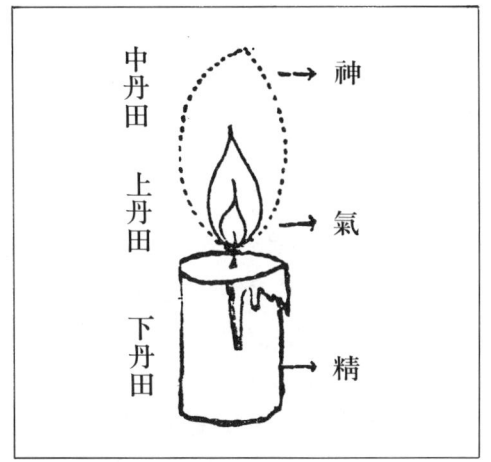

화염이 장(壯)하면 화광(火光)이 명(明)할 것은 자명의 이치인 것이다. 이와 같이 정실즉기장(精實則氣壯)하고 기장즉신명(氣壯則神明)함을 말한 것이다.

　이제 그 원리적인 문제는 다음 장에서 다시 언급하겠거니와 그 개념만을 말해 보겠다.

　인체에 있어 정(精)이란 수곡(水穀)이 위(胃)로 들어가고 공기가 폐로 들어가 맥도(脈道)가 행(行)하고 무로(霧露)와 같은 액체가 경로(經路)에 들어 가면 그 기운으로 붉게 화(化)하는 것이 피가 되니 전신(全身)에 유행(流行)하는 혈(血)이 기해(氣海)에 이르러서 천기(天氣)와 지기(地氣)가 합실(合實)하여 단기(丹氣)의 제1차적(第一次的) 정(精)으로 자연 변하여 역(力)의 작용으로 나타나는 것이니 정(精)은 몸의 근본이 되는 것이며 이 기해혈부(氣海穴部)를 하단전(下丹

田)이라 하고 신(神)이 일신(一身)의 주(主)로서 심장에 수거(守居)하여 가슴을 중단전(中丹田)이라 하고 기(氣)는 신(身)의 근체(根蒂)로서 뇌로부터 전신에 있으므로 상단전(上丹田)이라 칭한다.

정기신(精氣神) 삼단전(三丹田)이라 함은 이 상중하 삼단전(上中下 三丹田)을 말하는 것으로서 일신(一身)의 주(主)인 정기신(精氣神)의 상의상생(相依相生)의 원리를 응용하는 것이 단전행공법인 것이다.

보통 단전호흡법이라 할 때의 단전은 하단전을 의미하는 것으로서 하단전 기해혈(氣海穴)을 중심하여 심호흡(深呼吸)을 하는 것을 말하나 정기신 삼단(三丹) 단전호흡이라 할 때는 상단전인 기(氣)와 중단전인 신(神)을 고요한 경지에서 하단전인 정(精) 있는 곳으로 집중하면서 하단전으로 심호흡을 하는 것을 말함이다.

이것이 단법인 행공의 방법이다.

그리고 한 가지 더 특이한 방법은 단전심호흡을 하되 호(呼)와 흡(吸)에 있어 호(呼)할 때나 흡(吸)할 때 중간에서 잠시 자연스럽게 숨을 정지하여 이단적(二段的)으로 호흡하는 일이다. 또한 호(呼)와 흡(吸)에 있어 호(呼)하는지 흡(吸)하는지 모를 정도로 조용히 호흡하는 일이니 미우(微羽)를 코에 대어도 흔들리지 않아야 되는 것이다.

이제 이와 같이 고요한 극경 속에서 단법은 그 출발점이 정(精)의 충실에서 비롯된다. 그와 같은 방식으로서의 단전호흡은 곧 정(精)의 충실을 위한 방식인 것이다.

제2장 국선도의 정체(正體)

 정(精)은 오미(五米)와 맑은 공기속에 청기(靑氣)를 호흡하여 역(力)의 작용으로 나타난다 하여 정자(精字)가 된 것이며 정력(精力)이라 칭하는 것이다. 이는 승화하여 대우주도원(大宇宙道源)에서 얻는 역(力)의 작용까지 하게 되므로 동양에서는 도력(道力)이라 호칭하게 된 것이다.
 이 도력이 단전〔하단(下丹)〕에 충일하면 후끈한 열기가 단전에 감촉(感觸)된다. 이것을 가리켜 도태(道胎)가 생(生)하였다 하며 자신도 모르는 사이에 몸이 흔들린다거나 갑자기 벽력같은 소리를 지른다거나 하는 증세가 나타나는 수가 있다.
 본래 역(力)의 작용이 강한 자는 약간 몸을 떨기도 한다.
 이것은 고무호스에서 갑자기 강한 물이 나가면 진동이 오는 것과 마찬가지 원리인 것이다. 샤만인들의 경 읽는 소리에 도취되어 흔드는 증세와는 전연 다른 증세인 것이다. 이때 스승이 없이는 까딱 잘못하면 광인이 되는 수가 있으며 혹은 폐인이 된다.
 때문에 수도중에 혹 미친사람이 타나나는 수가 있는 것이다. 이 증세는 대개가 수도를 시작하여 진기단법(眞氣丹法)에서 나타나는 수가 많다.
 이때엔 경험자외엔 누구도 알 수 없는 일이며 그때부터 힘의 작용은 배로 증가되며 도력에 첫발 디딜 장소를 얻은 것이다. 그러므로 체험과 자증과 자각이 없이 약간 배워가지고는 위험에 빠지게 되는 것이며 지도를 할 수 없는 성질의 것이다.

오랜 수도로 누진(漏盡)되어 완전히 금강체(金剛體)가 되어 도태(道胎)가 생(生)하고 도태(道胎)는 곧 정수기(精隨氣) 기수신(氣隨神)의 원리로 천변만화(千變萬化)의 작용으로 초인적인 현상이 일어난다.

그리고 덕력과 도력의 작용은 저차원에서 고차원적 경지까지 자연승화(自然昇華)하여 체득하게 된다.

본래 인간과 호흡은 잠시도 떠날 수 없는 절대적 관계가 있어 잠시라도 호흡이 중단되면 질식되고 만다. 그러므로 도에서는 천기호흡법(天氣呼吸法)이라고도 한다. 천기(天氣)를 역(逆)한즉 사(死)한다. 그 이유는 적혈구에 산소공급이 못되는 까닭이다.

일반적으로 볼 때 호흡은 생명유지에 절대불가결의 요소임에도 불구하고 일상생활을 유의 관찰하면 자기의 폐활량을 100% 사용하는 사람은 거의 없다. 오직 잠자는 시간만은 잡념을 다 버리고 고요히 호흡을 제대로 할 뿐이다.

그러나 눈을 뜨면서부터 생각은 변하여 각자의 직(職)에 급급하여 호흡은 다시 거칠어지는 것이다. 그러므로 단전호흡은 인위적으로 심호흡을 하여 피를 맑게 하는 근본적인 섭생 방법(攝生 方法)인 것이다.

이것이 습관되어 잠시의 여유만 있으면 단전호흡으로 서서히 승화하여 도력의 경지에 들게 되어 진건강(眞健康)을 갖게 되는 것이며 대도진인(大道眞人)이 되는 것이다.

뿐만 아니라 하단전(下丹田)을 중심한 심호흡은 전신의 혈액순환을 촉진시킨다는 사실은 이미 과학적으로도 증명되고

제2장 국선도의 정체(正體)

있다.

본래 국선도(國仚道)를 말할 때는 숨(呼吸)을 고르는 〔조식(調息)〕데서 시작해 가지고 절로〔자연(自然)〕에 이르고 이 절로가 화기(和氣)를 이루고 이 화기(和氣)가 제작〔천인묘합(天人妙合)〕에 이를 때 이것이 신선(神仙)이지 이것을 떼어놓고 따로 진도인(眞道人)에 신선이 있다면 그것은 믿지 못할 노릇이라고 할 수 밖에 없다.

그러나 그들이 최종의 수행을 한 도는 곧 숨을 고르는 법인 선단법(仙丹法) 수행이었던 것이다. 인체의 정(精)과 우주의 정(精)이 단전에 집적(集積)이 되게 하여 기장신명(氣壯 神明)하게 되는 선단법을 말한 것이다.

그러므로 국선도는 곧 단전법(丹田法)이라고 하여도 무방하다.

단법으로부터 대우주의 모든 원리를 일(一)의 경지까지 각(覺)하여 체득(体得)한 자를 선인(仙人) 또는 도인(道人)이라 존칭하거니와 『삼국사기(三國史記)』에 나타난 백결선생(百結先生)이나 물계자(勿稽子)도 역시 선인이 아닐 수 없다.

그러나 청산은 입산수도(入山修道) 수십 년 간 도사로부터 직접 수도를 받아 단법을 완수하여 산에서 하산하여 사회생활하는 시정(市井)에서 지도하여본 결과, 뜻과 성(誠)을 가진 자에게는 남녀노소 누구나 정도에 따라 단법의 목적이 성취되어 가는 것을 보고 비로소 자신을 갖게 되었으니 이는 참으로 기쁜 일인 것이다.

제 4 절 국선도의 문(門)

국선도로 들어가는 문은 정심(靜心)과 정좌(靜座), 정사(靜思)에 있다.

도에는 무문(無門)이라는 말이 있다. 동양의 도의 특색은 무문에 들어가는 것이 특색이거니와 국선도의 들어가는 문도 무문으로서 스스로 체득하는 길밖에 없으나 특설일문(特說一門)하면 다름아닌 정심(靜心), 정좌(靜座), 정사(靜思)의 문일 것이다.

다시 말하면 인류가 우주에 접근하는 길(道)은 정심(靜心), 정좌(靜座)의 방법밖에는 없다고 하여도 과언이 아니다. 동방의 모든 도인들도 입도(入道)의 길은 정사(靜思), 정심(靜心)에 있다고 깨달은 것이다.

송유(宋儒)들도 주정공부(主靜工夫)에 힘을 썼고 정이천(程伊川)도 심(心)의 본체를 선(善)하고 정(靜)하니 심(心)의 본체(本體)를 찾기 위하여는 정좌공부(靜座工夫)를 해야 한다 하였고, 중용(中庸)의 도(道)로서 희노애락(喜怒哀樂)이 동(動)하여 발(發)하지 아니하는 부동(不動)의 정심(靜心)을 중(中)이라 했다.

선정(禪定)이란 두말할 것 없이 허심(虛心), 정사(靜思)의 좌선(坐禪)으로 인간의 본래면목(本來面目)을 찾아 깨닫는 견성(見性)이 목적인 것이다.

백옥섬도인(白玉蟾道人)의 장생지도(長生之道)는 무심(無

心), 망형(忘形)에서 비롯한다고 하였거니와 정심(靜心), 정좌(靜座)의 극치는 망형(忘形), 지사(止思), 지식(止息)에 있는 것을 다시 한번 깊이 생각해야 한다.

이러한 논리는 하나의 역설적인 것으로 보이나 동양사상에 접근하려면 이 역설적인 논리를 과통(過通)하지 않고서는 입문할 수가 없다.

예를 들면 단전호흡을 할 때 그 호흡은 물론 이단식(二段式) 심호흡이나 그 호흡의 모습은 극히 고요하여 그 숨의 소리를 귀로 들리지 않게 하고 오직 마음으로 들어야 한다는 표현이 있다.

이는 지식(止息)과 다름이 없으나 비지식지식(非止息之息)으로서 정(靜)하고 세(細)하고 약(弱)하고 소(小)한듯 해야 한다.

그 정(靜)과 소(小)로 우주적인 동(動)과 대(大)에 접선(接線)하는 능(能)이 자재(自在)한 원리를 알아야 하고 흡(吸)은 음(陰)의 상(相)이요, 호(呼)는 양(陽)의 상(相)으로서 원기(元氣)가 음양(陰陽)의 상(相)으로서 접근된다.

내가 나의 자형(自形)과 심상(心像)을 망(忘)할 때 또는 허(虛)할 때 공(空)할 때 무(無)할 때 대우주의 원기(元氣)는 나에게 접근유입(接近流入)한다.

이것이 종교적인 말로 표현하면 범아일여지경(梵我一如之境)이요 신인합일지경(神人合一之境)이다. 그러나 우주생성적 원리로 보면 원기상통(元氣相通)의 묘경(妙境)이다.

동방사상은 언제나 인간과 세계를 분석적으로 보지 않고 통일종합체(統一綜合體)로 보므로 만물일체적(萬物一體的)인 유기체로 보기 때문에 모든 수양법과 수련법은 물심일여적(物心一如的)이요 우아일여적(宇我一如的)인 세계관과 인생관에 국선도의 입도지문(入道之門)도 서게 된다.

　정사(靜思), 정심(靜心), 정좌(靜座)의 문이다.

　다음으로 지사(止思)의 논리다.

　이것도 역설적인 표현이니, 지사(止思)는 혼미한 정신을 말하는 것 같으나 입도(入道)에는 혼미(　迷)는 금물이다. 무념(無念)·무상(無想)·명상(瞑想)·묵상(默想)은 몽유(夢遊) 상태나 혼미 상태는 아니다.

　상념은 없으나 정신 그 자체는 맑아 있어야 한다. 불연(不然)이면 수면(睡眠)상태, 암시(暗示)상태, 환상(幻想), 환각(幻覺)상태 등에 빠지기 쉽다.

　그것은 다 외도현상(外道現象)이다. 언제나 그 정신상태는 명경지수(明鏡止水)와 같은 착하고 고요하고 맑고 깨끗한 상태로 머물러 있어야 한다.

　그러나 모든 상념(想念)을 여윈[지(止)] 지사(止思)이어야 한다. 이것은 지사지사(止思之思)로서 묘유(妙有)의 경지다.

　지식지식(止息之息)의 호흡과 지사지사(止思之思)의 정신이 국선도 입문의 첫 걸음인 것을 알아야 한다.

　마음을 고요히 가라 앉히고 숨을 고요히 고를 때[조(調)] 원기(元氣)가 기해하단전(氣海下丹田)에 차게 되는 것이다. 마음이 고요하면 숨이 고요해지고 숨이 고요하면 마음이 고요해진다.

제2장 국선도의 정체(正體)

　따라서 숨이 고요해지면 심장의 고동이 순조롭고 심장의 고동이 순조로우면 맥박이 순조로워진다.
　정신은 고요한 가운데 청명해지는 것이니 이것이 이른바 심신일여지경(身心一如之境)의 입문이요 국선도의 입문으로서 이른바 정관(靜觀)의 문이다.
　신라의 물계자(勿稽子) 도인은 항상 제자들을 앉혀 놓고 숨을 바로 쉴줄 알아야 한다고 주의를 환기시켰다. 그는 수련도장에 제자들을 앉혀놓고
　"너 숨을 쉴 줄 아느냐?"
　하는 것이 첫 과정이었으니 숨을 고르는〔조식(調息)〕것이 얼(정신, 혼)의 앉을 자리를 닦는 것이고 얼이 자리잡은 후에야 무슨 도(道)이든지 이루어지는 법이다. 그러나 숨을 고른다는 것은 숨을 만든다는 것이 아니라 고요한 가운데서 자연히 이루어지는 숨을 말하는 것이다.
　숨을 고른다, 얼의 자리를 닦는다 하는 일은 모든 도의 입문이니 그것은 모든 무도(武道)나 모든 예도(藝道)가 다 여기서 비롯되는 것이라고 하였다.
　또한 우주에는 보이지 않는 우주선(宇宙線)이 있는 것과 같이 인체에는 보이지 않는 경락(經絡)이 있다. 거미줄처럼 전신에 얽혀 있는 임독맥(任督脈)을 주추(主樞)로 기경팔맥(奇經八脈)과 12경(十二經) 365락(三百六十五絡)이 생체(生體)의 주추(主樞)로서 모든 신경과 기혈(氣血)이 유통하는 무형의 통로가 된다.
　이 경락(經絡)은 임독맥(任督脈)이 주(主)가 되어 전신적

운행을 하되 그 운행은 표리음양(表裏陰陽)의 운행이다.

이것이 생명체의 신비이거니와 그 경락(經絡)의 부조화가 발생하거나 일부에서 정체가 될 경우 생리에 고장이 생긴다. 이 경락은 기혈(氣血)의 길을 지배도 하나 또는 인간의 정신의 부조리나 호흡의 부조리, 심장의 부조리, 맥박의 부조리 등이 유(有)할 시는 그 영향이 경락에 미치는 것이다.

다시말하면 정좌(靜座), 정심(靜心)과 정사(靜思)가 순조로운 호흡으로 경락을 순조롭게 하여 기혈의 순행을 돕게되는 것이다. 고로 국선도에서는 경락유통법(經絡流通法)을 중요시하며 필연적으로 유통시켜야 된다.

이러한 천리(天理)와 생리(生理)의 도리(道理)는 아직 과학화할 수 없다. 그러나 천리의 모습(相, 象, 形)을 본받아 실천함으로써 자연의 원리에 접할 수 있는 것만은 사실이다. 이해는 어려우나 체험으로 입증 할 수 있다.

제 5 절 국선도의 대의(大意)

국선도의 대의를 밝히기 위하여 유(儒), 불(佛)의 대의를 밝힘으로써 쉽게 이해할 것으로 보아 유불의 대의를 밝힌다.

불교는 본래 면목(本來 面目)의 견성(見性)을 목적으로 하는 교(敎)다. 견성은 음양일기(陰陽一氣)의 선천면목(先天面目)이니 즉 오신(吾身)이 생(生)하기 전에 그 무엇의 진리가 있어서 만유가 생(生)하는 가를 각오(覺悟)하는 것이다.

제2장 국선도의 정체(正體)

그 도법의 기초원리는 먼저 탐진치(貪瞋痴)의 삼독(三毒)을 소멸하고 안(眼) 이(耳) 비(鼻) 설(舌) 신(身) 의(意)의 육근(六根)을 청정(淸淨)하여 계정혜(戒定慧)를 닦아서 후천물질(後天物質)의 염심(染心)을 버리고 보리(菩提)를 얻는 것이다. 이것을 마하(摩訶) 반야(般若), 바라밀(波羅蜜)라 한다.

[보리는 정각(正覺)이라는 뜻이요, 마하는 무한광대(無限廣大)의 뜻이요, 반야는 청정지혜(淸淨智慧)의 뜻이요, 바라밀은 성도(成道)의 뜻이니 '마하 반야 바라밀'은 무한광대(無限廣大)한 지혜(智慧)로 성도(成道)해서 인간을 초월한다는 뜻이다.]

유교는 먼저 격물치지(格物致知) 성의정심(誠意正心)으로부터 수기치인(修己治人)의 인도(人道)이며 윤리적 종교로서 수신제가 치국평천하(修身齊家 治國平天下)의 도를 인의(仁義)에 두고 현실적 인륜도덕을 밝히는데 있는 것이다.

국선도(國仚道)의 기초원리는 먼저 일수이화(一水二火)의 연단축기(煉丹蓄氣)를 입도(入道)의 문(門)으로 하고 수화(水火)의 결합으로 금단(金丹)을 조성하여 대기상통(大氣相通)으로 출신성선(出神成仙)이 되는 것이다.

국선도는 현재에 생활하는 오신(吾身)이 성도(成道)하는 것이고 사후에 무슨 극락에서 신선이 되는 것이 아니다. 사(死)하면 혼비백산(魂飛魄散)하여 없어진다. 그러므로 천년철수화개이(千年鐵樹花開易)나 일실인신재복난(一失人身再復難)이라 차신불향금생도(此身不向今生度)하면 경대하생도차신(更

待何生度此身)이라 하는 말이 있다.

　그러나 성선(成仙)하면 역시 생사를 초출(超出)하고 장생구명(長生久命)으로 소요자재(消遙自在)하여 수복무궁(壽福無窮)하나니 인간의 최고최상(最高最上)의 발달이다.

　천지지도(天地之道)의 공심(公心)을 유(儒)는 도심(道心), 불(佛)은 정심(淨心), 선(仙)은 진심(眞心)이라 하고 기질지성(氣質之性)의 사심(私心)을 유(儒)는 인심(人心), 불(佛)은 염심(染心), 선(仙)은 가심(假心)이라 칭한다.

　선은 인가성진(因假成眞)하고 불은 제염오정(除染悟淨)하고 유는 이인행도(以人行道)한다. 심(心)은 동(同)하나 용(用)은 각이(各異)하다.

　불서(佛書)에 본래 무일물(無一物)이라 하고 일체유심조(一切唯心造)라 하고 불생불멸(不生不滅)이라 하고 응무소주(應無所住) 이생기심(而生其心)이라 하는 것이 모두 염심(染心)을 제(除)하고 정심(淨心)을 찾는 명심견성(明心見性)의 요결이며 선(仙)에는 재형포일(載形包一)이라 하고 치허극(致虛極) 수정독(守靜篤)이라 하고 적적성성(寂寂醒醒)이라 하고 일념 공성(一念空性)이라 하는 것이 모두 가심(假心)을 멸(滅)하고 진심(眞心)으로 수신연성(修身煉性)의 요언(要言)이다.

　불의 장경(藏經)과 선의 도서(道書)가 모두 많다. 그러나 모두 가탁(假託)이요, 비유로 되어서 진중유가(眞中有假)요, 가중유진(假中有眞)이니 진가를 분별하기가 어려울 뿐더러 이러한 문서로 하여 오신(誤信)으로 인한 오인(誤人)도 많은 것

제2장 국선도의 정체(正體)

이니 직접 선인(伩人 : 仙人)의 사부 밑에서 체득하기 전엔 실로 극난(極難) 문제인 것이다.

오직 명심진심(明心眞心)으로 행공(行功)하여 체득이 있을 뿐이다.

선천면목(先天面目)을 구하려면 공(空)과 진(眞)을 찾아야 한다. 공(空)으로 지혜(智慧)가 생(生)하고 진실하므로 수명이 구(久)하다.

신(神)은 허(虛)에서 생(生)하고 기(氣)는 실(實)에서 생(生)하는 것이니 허실(虛實)을 잘 수련하는 것이 음양합실(陰陽合實)의 국선도다. 국선도는 진실하기 위하여 일(一)을 포한다. 선(仙)은 적적성성(寂寂醒醒)이 적적(寂寂)은 공(空)이요, 성성(醒醒)은 진(眞)이다. 공(空)과 진(眞)을 동시에 수련하는 것이 국선도이다.

이 이(理)를 효득(曉得)하지 못하면 평생하여도 도입(道入)도 못 가는 것이다. 수중(水中)의 일양(一陽)을 진리(眞理)로 하는 것이니, 수중일양(水中一陽)은 인(仁)이요, 인(仁)이 없는 행공(行功)은 성사성물(成事成物)이 아니되는 까닭이다.

천지지도(天地之道)는 종(終)이 없으므로, 일심(一心)으로 가는 것이므로 수유리(須臾離)가 아니다. 중단하면 이(二)로 되고 파편(破片)이다. 그러므로 수도자는 일심(一心)으로 끝까지 가는 것이 도(道)다.

진실(眞實)은 일기(一氣)의 항동성(恒動性)으로 동(動)하는 것이니 일향일양(一向一樣)으로 지(遲)도 없고 속(速)도 없고 마냥 동(動)한다. 이것이 성(誠)이다.

  성자(誠者)는 생물(生物)하고 성물(成物)하고 성공(成功)하고 이 도(道)와 성(誠)이 없으면 하나도 성공하지 못한다. 다시 말하면 세상의 모든 사물 모든 연구가 이 도(道)와 성(誠)의 부단한 노력이 있어서 성공한다.

  나무도 자라다 부족이 있으면 사(死)하는 것과 같이 인류는 도를 떠나면 혼란과 질병과 전란으로 사(死)할 뿐이다.

제3장 국선도의 원리(原理)

제1절 우주(宇宙)
제2절 인간(人間)
제3절 인간과 우주
제4절 우주론과 국선도

제3장 국선도의 원리(原理)

　인간이 영위하는 행동체계에는 반드시 몇 가지 기본적인 요건이 있어야 한다.
　첫째로 유리(有利)한 목적이요, 둘째는 유리한 방법이요, 셋째는 유리한 원리라고 본다.
　이 세 가지 요소가 구비되었을 때 그 행위는 가치 있는 유리한 행위가 된다.
　그러나 우리 인간사회에는 그 세 가지 조건이 구비되지 않아도 가치를 인정받는 경우가 많이 있는 것이다.
　즉 삼(三)의 조건인 원리(原理)에 있어 합리적인 이론을 완전히 구명하지는 못하여도 그 목적이 유리하고 그 방법이 유리하여 좋은 결과가 나와 그 결과가 유리하면 그 가치성을 부인할 수 없는 것이다. 마치 인삼과 녹용의 가치를 부인할 수 없는 것과 마찬가지다.
　경험과 체득으로 얻은 방법으로 유리한 결과가 있을 때는 반드시 어떠한 합리성이 있을 것이나 인간은 아직 자연의 원리를 다 해명할 능력이 없다. 더욱이 인간의 생존에 대한 신비성은 현대과학으로도 완전히 접근하지 못하고 있다.

국선도의 원리는 우주와 인간의 생태적인 원리에 속(屬)하는 것이므로 현대의 인간두뇌로서는 이해하기 곤란하다.

원리에 대한 해결방법은 대개 세 가지 방면이 있다. 도학적 견해(道學的 見解), 철학적 견해(哲學的 見解), 과학적 견해(科學的 見解)다. 국선도의 원리는 아직까지 자연과학적 견지에서는 해명하기 곤란하다.

그리고 국선도는 종교적 입장에 서 있는 것도 아니다. 말하자면 동양 자연학적 견지에 근거를 둔 것이라 말할 수 있다. 왜냐하면 역리(易理)나 한의학의 원리를 이해하는 사람이면 국선도에서 설명하는 단학(丹學) 또는 단리(丹理)의 원리에 접근할 수 있는 까닭이다.

그러나 역학이나 한의학이나 단학은 결코 서구적인 과학이나 철학으로는 이해되지 아니한다. 그것은 어디까지나 동방전래의 철학이요 과학인 까닭이다. 서구철학 또는 과학에만 젖어 있는 머리〔사고방식(思考方式)〕로서는 동양적 철학 과학 자연학을 이해할 수 없는 것이다.

국선도를 이해하는 길은 분석이나 논리보다도 우주나 인간을 종합적이요 전체적인 입장에서 관찰하고 모든 생태를 그대로 직관 또는 즉관(卽觀)하는 사고방식에 치중하는데 있다. 이러한 입장(立場)〔사고방식(思考方式)〕에서 국선도의 원리에 접근해보기 바란다.

그러나 한 가지 유의할 점은 인간은 이(利)를 따르고 있으므로 목적이 유리하고 방법이 쉽고 간단하여 유리하고 그 결과가 극치적 체력과 정신력과 그리고 극치적 도력(道力)과 덕력(德力)을 얻을 수 있어 유리하다면 비록 그 원리가 동양 자연학적이라 하여 유리점(有理點)을 해득키 어려워도 한번 수련의 체험을 쌓아 이득을 보아야 하겠다는 독지성(督智性)을 가지고 있다는 점이다.
 다음으로 우주와 인간관계의 원리로서 국선도의 원리를 이해하는데 도움을 주고저 한다.

제1절 우주(宇宙)

 우주본질에 대한 문제는 물리학적 인식론에 속한다. 현대물리학에서는 원소를 성립시키는 물질을 소립자군(素粒子群)으로 상정(想定)한다.
 그리고 그 소립자의 근원적인 것을 우주질(宇宙質)이라고 가정한다면 이 우주질은 모든 물질 구조의 근본이 되는 소립자원(素粒子源)이 된다고 봐야 한다.
 여기 우주질이라 함은 질과 양으로 물질이 형성되어 소립자가 생성되기 이전의 상태로서 하나의 철학적 가정이다.
 동양학에서 말하는 무극(無極) 또는 태극(太極)의 사상과 같은 표현이다.
 우주에는 물체적(物體的) 현상으로 나타나기 이전에는 절대 무(無)의 우주가 아니라 우주질이라는 것으로 충일(充溢)되어 있었다고 보며 그 우주질은 현재도 우주내에 충만해 있다고 보는 것이다.

그리고 만물은 이 우주질로 생성되고 다시 사멸하여 우주질로 돌아가는 것이다.

우리의 과학은 이런 정도밖에는 이르지 못하고 있으나 더 깊이 구명하고 수도하여야 할 과제이다.

그러나 좀더 이해에 접근하기 위하여 과학적 변증의 방법으로 시도해 본다면 이 우주를 현상적(現象的)으로 관찰할 때 우주는 시간적 현상, 공간적 현상, 역량적(力量的) 현상, 운동적 현상, 변화적 현상의 5대 기본현상으로 인식되어 진다.

그리고 소립자군(素粒子群)의 근원인 우주질(宇宙質)은 현상학적 방법에 의하여 구명해 본다면 다같이 그 5대 현상인 시(時), 공(空), 역(力), 동(動), 변(變)으로 다 각기 그 나름의 본질을 가지고 있다는 데서 동일한 질적 현상성(質的 現象性)을 보여주고 있다.

이러한 동일질(同一質)인 현상으로 발현 전개(發顯展開)되는 우주질(宇宙質)은 이 우주라는 통일된 장(場)〔공간(空間)〕에서 어떠한 시점(時點)〔시간(時間)〕인 존재가 될 때 그 존재〔물질(物質)〕는 다시 동적 존재(動的 存在)도 되며 그것은 열(熱)과 광(光)과 음(音)의 파동(波動)으로 나타난다.

그리고 또한 역학적 존재(力學的 存在)인 힘의 작용으로서 원자(原子), 전기(電氣), 자기(磁氣)로 나타나며 나아가 세포, 생명, 동물 등의 창조적 세계가 전개된다.

한편으로는 태양계, 은하계, 성운계, 대우주적인 존재현상

(存在現象)을 이루어 놓게 된다.

이 우주는 우주질로 가득 차 있고 우주질(宇宙質)로 차 있는 우주는 음극(陰極)과 양극(陽極)으로 이루어진 거대한 자장(磁場)인 동시에 이 자장은 좌우〔음양(陰陽)〕회전을 하고 있다.

이것이 다름아닌 우주의 통일장(統一場)이라는 것이다.

이러한 대우주 속에서 우리 인간이 거처해 있는 태양계 우주와 은하계 우주는 한결같이 좌선성(左旋性)의 대회전 운동을 하고 있으며 이와는 반대로 우선성(右旋性)의 대회전 운동을 하고 있는 또다른 대우주가 태양계와 은하계의 다른 쪽에 존재함으로써 이 두 거대한 우주도 역시 음양으로 통일되어 운행하고 있는 것이다.

이 음양 양성(兩性)의 회전통일운동(廻轉統一運動)은 우주질의 세계에서부터 모든 대소물질(大小物質)과 물체에 이르기까지의 운동 원칙이며 생성(生成)과 사멸(死滅)의 원칙일뿐 아니라 이 운동은 그 물질과 물체내에서 이루어지면서 이 음양운동(陰陽運動)을 하는 대우주는 또 다른 대우주와 좌우회전(左右廻轉)을 달리하는 음양작용을 함으로써 서로 존재를 지속하여 가는 것이다. 우리 태양계에서 본다면 모든 존재는 미소우주(微小宇宙)인 원자적 세계(原子的 世界)로부터, 원소군(元素群)의 세계로부터, 거대한 우주인 지구는 물론 거대한 태양계우주, 은하계우주에 이르기까지 동일한 운동과 생성의 법칙에서 이루어 지고 있는 것이다.

그러므로 이러한 결론을 내릴 수 있다.

우주내의 모든 존재의 본질은 근원적으로 우주질이라는 동일질(同一質)이다.

모든 생성변화의 현상은 시(時), 공(空), 력(力), 동(動), 변(變)이라는 동일법칙으로 발현전개(發顯展開) 되고 있다.

그 생성변화의 작용은 우주통일장(宇宙統一場)내의 음양회전 운동에 의한 동일형태의 작용으로 이루어지는 것이다.

만물은 다 동일하게 우주는 우주질로 차 있고 우주질의 음양원리로 생성하는 아들(子)이다.

제 2 절 인간(人間)

우주적 생성의 원리를 종교나 철학적으로 이해에 접근할 수도 없지 않으나 모든 사람에게 상식적으로 접근할 수 있게 하기 위하여 자연과학적 변증을 시도해본 데 불과하다.

그러나 우주의 생성원리는 인간 지능으로서는 아직 접근할 수 없는 신비 속에 싸여 있으므로 그 원리를 다 구명(究明)해 내는 일은 칸트의 말을 빌려 보지 않아도 우리 인간의 인식능력(認識能力)으로는 요원한 일이다.

우주는 현시점에서 볼때 호화찬란한 배포(配布)를 벌려 놓고 있다.

그러나 무한한 공간, 무한한 시간 안에서 무궁무진한 우주질이 변화무쌍한 조화를 부리고 있으니 그 생성 사멸과 사멸 생성이 거듭하는 동안 어떠한 배포(配布)가 다시금 일어날

지 추측키 어렵다.

그러나 현시점을 그어놓고 볼 때 이 우주 안에는 하나의 놀랄만한 기적이 일어나 있다.

그것은 월세계(月世界)를 왕래하는 로케트의 출현도 아니요, 원자폭탄의 출현도 아니요, 레이다의 출현도 아니다. 그것은 그런 것들을 만들어낸 인간의 두뇌인 것이다.

이 인간이라는 고급동물의 출현이야말로 우주 생활과정의 기적이 아닐 수 없다.

우주는 무(無)[질(質)]에서 유(有)[질량(質量)]로 일(一)에서 다(多)로 소(小)에서 대(大)로 무기(無機)에서 유기(有機)로 발전하는 중에 저차원에서 고차원으로 발전하였으며 따라서 하등(下等)에서 고등(高等)으로 발전하는 가운데 인간이라는 최고등 동물로의 비약(飛躍)이 있었으니 한 마디로 말하면 두뇌의 신피질(新皮質)의 특수발달인 것이다.

여기에서 인간은 인간만이 가질 수 있는 예지적 사고(叡智的思考)가 있어 이것으로 인간은 자연의 아들이면서 자연을 지배하는 우주의 주인공, 우주의 왕자로 스스로 군림하게 된 것이다.

사람이 만물의 영장이라는 말은 틀림없는 사실이다.

만물은 자연 그 자체에 불과한 것으로서 우주의 분신이다. 우주의 생성사멸의 원칙이 그 만물에서 스스로 그대로 변화작용 되고 있으므로 기계적으로 법칙적으로 스스로(自) 그렇게(然) 되어 가고 있는 것이다.

그래서 자연이라 한 것이며 그것이 우주의 질서요, 만물은 그 대우주의 질서를 반(反)할 수도 역(逆)할 수도 없는 물리현상(物理現象)이요 생리현상(生理現象)이다.

그러나 인간은 그렇지 않다. 인간의 생리현상은 비록 동물과 다름이 없는 자연현상 그대로다.

그러나 인간에게는 다른 모든 물질이나 물체나 또는 생물이나 식물이나 동물이 소유하고 있지 않는 예지성(叡智性)이 있어 모든 자연계의 원리를 파악하며 그 원리를 이용함으로써, 인간은 인간적 문화를 창조해 나가는 제2의 창조주가 된 것이다.

그리하여 인간은 인간적 욕망의 충족을 위하여 여러 가지 창조적인 활동을 하게 된다. 그 활동의 모습을 대개 두 가지 방향으로 구분하여도 무방하다.

하나는 자연, 그 자연을 주물러 다루는 일이다. 이러한 외향적인 자연과학적인 탐색과 창조의 일과는 달리 내향적으로 인간 자체에 대한 문제를 다루는 인생 문제가 그 둘째 일이다.

그 중에도 고급적인 일은 철학문제 혹은 종교, 도덕문제들일 것이다.

그러나 여기에 하나의 특이한 취향을 가진 도(道)가 있으니 이것이 지금부터 해설하려는 국선도(國伇道)이다.

이 국선도가 해결하려는 대상은 신(神)과 인간, 영(靈)과 인간, 선(善)과 인간, 미(美)와 인간, 진(眞)과 인간 등의 문제가 아니라 인간 그 자체의 생명과 건강문제를 도법(道法)의 대상으로 하는 것이다.

제3장 국선도의 원리(原理)

건전한 생명이 있은 후에 모든 문제가 문제될 것으로 보는 것이다.

요약해 말하면 국선도는 인간의 실존적 생명 그 자체의 최대 확충을 목적으로 하는 도법인 동시 아울러 도덕적 인격(道德的 人格)의 기본자세(基本姿勢)를 확립(確立)코저 하는 도법(道法)인 것이다.

이 도법의 원리를 해명하기 위하여 전절(前節)에 우주의 본질과 그 생성원리를 간단히 언급하여 두었던 것이다.

그 이유는 인간이라는 소존재(小存在)는 우주라는 대존재(大存在)와 직접적인 관련성이 있음을 알아보기 위함이다.

즉 인간은 소우주(小宇宙)다.

이 소우주(小宇宙)는 그 대우주(大宇宙)와 동질적(同質的)인 존재인 동시에 지능이 발달하여 대우주의 왕자(王者)로 군림하고 있는 고귀한 존재임을 밝히고저 함이다.

인간의 지능은 모든 방면에서 그 왕자적(王者的)인 능력을 발휘하고 있거니와 인간적 자체의 생명적 존재에 대하여도 우주생성의 원리를 이용하여 초인간적 체력과 도력을 성취해 내는 것이 국선도이다.

이 국선도의 원리는 곧 정기신 삼단(精氣神 三丹) 단전호흡법(丹田呼吸法)의 응용이다. 이제 이 법(法)을 좀 더 자세히 해설해 본다.

제3절 인간(人間)과 우주(宇宙)

우주생성의 본체를 우주소(宇宙素)라 했고 그 우주의 변화로 만물이 생성되었으며 인간도 만물과 더불어 생성된 것이라 했다.

그러므로 우주만상은 어느 것이나 막론하고 동일질(同一質)에서 나온 변화물(變化物)이라고 하였다.

그러나 유독 인간만은 비약적인 발달을 한 동물로서 그 생명체는 자연법칙에 의하여 생성되고 사멸되는 인과법칙에 순응할 수밖에 없으나 그 특수하게 발달한 지능적 정신은 기계적으로 자연적 질서에 순응할 수만 없는 자유의지를 갖는 것이다.

인간은 지능과 자유를 구사하여 자연의 법리(法理)를 알아내고 그 법리를 이용하고 인간 자신의 목적을 위하여 자연을 지배하며 인간적 문화의 세계와 역사를 창조해 나가는 것이다.

자연 그 자체에서 보면 인간은 자연의 반역자일 것이다.

인간의 입장에서 보면 자연은 인간의 생활장(生活場)이요, 인간의 소유물이요 인간의 영토인 것이다.

발생적(發生的) 입장에서 보면 우주와 인간의 관계이지만 현재 주체적 입장에서 보면 인간 중심으로 우주를 다루어야 한다.

다시말하면 인간은 우주의 아들이나 지금의 인간은 우주의

제3장 국선도의 원리(原理)

왕자요 주인이 될 수밖에 없다.

 히말라야산 에베레스트봉(峰)도 인간의 영토이므로 올라가 봐야 하겠고 월세계(月世界)나 화성(火星) 세계도 인간의 영토이므로 올라가 봐야 되겠다.

 뿐만 아니라 소립자(素粒子)의 적은 세계도 인간의 영토이므로 들어가 봐야 하고 원자핵이라는 작은 세계속의 비밀도 자세히 알아 봐야 하겠다.

 그러나 인간의 능력은 아직 부족하다.

 인간 두뇌의 신피질(新皮質)이 좀더 발달하든가 또는 그 발달로 인하여 지능지수(IQ)가 더 올라가 2백 3백에 달하는 인간이 많이 나든가 하여 과학적 지식이 더 발달하지 않으면 자연법칙의 그 모든 원인과 결과를 명확히 구명할 수 없으며 또한 정말 필요한 인간적 문화(人間的 文化)의 창조도 많이 할 수 없을 것이다.

 현재의 시점에서 보면 자연의 법칙은 너무나 신비하여 인간의 지능으로도 접근할 수 없는 것이 많다.

 그것은 자연적으로 나타나는 현상은 많으나 인간의 지식으로는 이해할 수 없는 일이 부지기수다.

 우리는 그런 현상을 대할 때 그저 '신기(神奇)하다.' 하는 감탄사만 연발하게 되는 것이다.

 인간의 입에서 신기하다는 말이 없어지고 '당연(當然)한 것이다' 하고 무엇이나 논증(論證)을 할 수 있게 될 때 그야말로 우주의 참된 주인이 되었다고 자부하게 될 것이다.

 인간은 우주에 대하여 세심하게 관찰을 계속하고 있으며 깊이 탐색하고 있다.

 그러나 너무 크고 너무 작아도 관찰하기 힘들고 그리고 그 크고 작은 물체들의 작용도 극히 미묘하여 탐색해내기 힘들다.

 그러나 그것들은 서로 관련되어 그야말로 신비한 작용을 하고 있는 것이다.

 거시적(巨視的)인 우주를 고인(古人)들은 무외(無外)라 표현한 말이 그럴듯 하다. 외곽이 없다는 말처럼 무한대(無限大)를 설명한 말은 없다.

 현재 인간의 시야는 십억광년(十億光年)의 먼 거리(距離)까지 도달(到達) 되어 있다.

 또 극히 미시적(微視的)인 것을 고인(古人)은 무내(無內)라 표현했거니와 속이 없는 물체라면 그럴듯한 무한소(無限小)의 세계에 대한 표현이 될것이다.

 현재 인간의 시야는 1cm의 십조억분지일(十兆億分之一)도 못 되는 원자핵 내의 소우주를 주시하고 있다.

 그러나 그것보다 더 작은 세계가 없는 것은 아니다. 인간은 이런 정도의 지능으로도 어느 정도의 주인 노릇을 하고 있으나 아직 앞길이 요원하다.

 인간은 알아낸 것도 많으나 모르는 것도 더 많다. 과학자라 하면 많이 알고 있는 사람이기 보다 모르는 것의 장벽을 뚫어 보려고 하는 탐색자라고 해야 옳을 것이다. 그러므로 진정한 학자는 우주 앞에 겸허한 태도를 가진다.

 우리도 이 겸허한 태도로 국선도 수련에 임할 수밖에 없다.

제3장 국선도의 원리(原理)

 그 이유는 우리 작은 생명체내에서 그야말로 초인간적인 힘이 일어나는 현상을 목도(目睹)할 수 있기 때문에 그야말로 신기(神奇)하다. 이 신기의 현상 앞에 우리는 겸허한 태도로 그 힘을 받아들이고 그 원리에 접근해 보려고 노력해볼 수밖에 없다.
 아직 인간의 지능으로는 그것을 논증할 수 없다. 그 현상은 인간지능이 미치지 못하는 원리에서 작용되는 현상인 것이다. 현상이 있음은 원리가 있다는 것의 입증이다.
 정기신(精氣神)의 단법기초(丹法基礎)는 단전호흡에 있다.
 맑은 공기중에 있는 산소가 폐내로 깊이 들어가 철(鐵)의 성분을 가진 적혈구를 만나 산화철의 작용으로 정결한 피가 되어 그때 탄소가 분리됨으로써 일어나는 열이 에너지가 되어 생명체를 유지하는 것이다. 이 작용이 활발하게 될 때 전신적(全身的)인 활력을 얻게 된다.
 그러나 단법원리(丹法原理)가 그것만인지는 모른다. 인간은 인간의 지혜와 경험으로 얻은 단법의 방법에는 우리가 아직 논증할 수 없는 그야말로 신기한 작용이 첨가될는지도 모른다.
 우리 인간주위의 이 우주에는 수를 헤아릴 수 없는 여러 가지 힘이 차 있다. 이 힘들은 모든 물체에 작용하고 있다.
 우주는 자기력(磁氣力)의 자장(磁場)이요 만유인력의 역장(力場)이요 우주선(宇宙線)의 광장(光場)이요 전기력(電氣力)의 전장(電場)(?)이나 우주에는 물체로 차 있다고도 볼 수 있고 그 물체는 다 소립자의 집합체요 소립자들은 운동하고 있으며 그 운동은 역(力)의 작용에서 오는 것이라면 우주는 힘으로 차 있다고 보아야 한다.

그 힘은 반드시 음과 양의 선회운동(旋回運動)을 함으로써 일어나는 것이므로 음양을 중요시하는 동양사상에도 일리가 없지 않으며 소립자가 형체를 이루어 92원소(현재 백이상)가 되었으나 동양에서는 금목수화토(金木水火土) 다섯 종류로 분류하여 오행(五行)을 말하여 음양오행설(陰陽五行說)을 초안으로 하는 우주생성론은 비록 소박한 철학이나 원리에 있어서는 다른 바 없는 것이다.

그런데 단법으로 일어나는 인체의 생리적 현상 그 초상식적 초인간적 힘의 원천은 단순히 강력한 적혈구의 작용일까?

그렇지 않으면 우주 안에 차고 넘쳐 있는 미지(未知)의 힘과의 연락된 작용일까?

아무리 생각해도 인간을 독립된 존재로 관찰할 때는 너무나도 초인간적인 현상을 이해하기 곤란한 바가 있다.

무엇인가 인간 생명력의 볼트를 높여주는 힘의 원천이 없을 수 없으니 우리는 이것을 동양(東洋)사상의 용어로 도력(道力)이라 해본다.

우리 인간은 이 도력이라는 것을 무시할 수 없다.

그 이유는 인간의 역사속에 그 도력의 현상이 많이 나타나 있었던 까닭이다.

그리고 그 도력은 여러 가지 방향으로 나타났다. 혹은 체력(體力)으로, 혹은 지력(智力)으로, 혹은 재능(才能)으로, 혹은 창의력(創意力)으로, 혹은 덕력(德力)으로 나타난 것이

제3장 국선도의 원리(原理)

다.

 이 도력은 보통 이상의 힘과 능력이다. 그리고 이 도력은 거의 예외없이 수련의 결과로 얻어진다는데 일치한다. 혹 예외가 있는듯이 보이나 남이 모르는 가운데 반드시 어떤 수련이 없지 않았을 것이다. 그리고 그 도에 통하여 도력에 얻은 원리를 말할 때에는 언제나 자력(自力)과 타력(他力)의 융합을 말한다.

 범아일여(梵我一如), 신인합일(神人合一), 천인묘합(天人妙合)이니 하여 우주와 인간이 혹은 영적으로, 혹은 생명적으로, 혹은 정신적으로, 혹은 도덕적으로, 상입상즉(相入相卽的)인 융합이 일치될 때 도에 통하고 따라서 도력을 얻게된 것이니 도에 통하고도 도의 력(力)을 얻지 못한 자(者)는 거의 없으리만치 도에는 힘이 따르는 것으로 볼 수밖에 없다.

 우주의 본질적인 소립자원(素粒子源)은 분산이합(分散離合)의 작용으로 적은 물체로부터 대물질에 이르기까지, 미생물에서 고등동물에 이르기까지 변화무쌍한 생성작용을 하고 있거니와 그 작용은 특히 인간의 정신작용과 융합하여 제일차적인 자연적 현상이 아닌 제이차적인 초자연적인 작용을 할 수 있다는 추리(推理)는 결코 무리한 추리라고는 볼 수 없는 것이다.

제 4 절 우주론(宇宙論)과 국선도

  우주(宇宙)자연계(自然界)는 인과적 법칙(因果的 法則)에 의하여 기계적으로 움직이는 것이다.
  이것들은 다만 한서온냉(寒暑溫冷)의 영향에 의하여 생장소멸(生長消滅)의 규칙적 반복을 되풀이 하는 것뿐이고, 개별적인 자기의지(自己意志)는 전혀 개입하지 못하는 것이다.
  그러나 반면 정신계(精神界)는 자연계(自然界)와 마찬가지로 기후의 영향을 받는 것도 절대적 요건이기는 하지만 그것보다도 더욱 중요한 것은 자기의지 즉 정신작용이 가장 중요한 역할을 하면서 생(生)을 유지하는 것이다. 다시 말하면 사람이나 동물은 육체와 정신의 이대형상(二大形象)으로서 생을 영위하는 것이다.
  그리고 형상을 보유하고 생활하는 사람이나 동물은 끊임없이 형(形)과 상(象)사이에 모순과 대립을 나타내면서 자기를 보존하는 것이니, 이것이 바로 육체와 정신의 공동체적 사회생활이다.
  그런데 이러한 육체와 정신의 공동생활 과정에서 필연적으로 감정과 욕심이 생기게 되는 것이다.
  만일 사람이나 동물이 육체와 정신의 이원적(二元的) 조직체가 아니라고 가정한다면 여기에서는 욕심이 생길 수가 없는 것이다.
  왜냐하면 육체란 사욕(私慾)의 주체(主體)이므로 무욕(無

慾)인 정신에 항상 도전하려고 한다. 그리하여 욕심은 목적의 원인이 되고 목적은 욕심의 결과가 되는 것이다.

그런즉 자연계는 형상(形象)이 구존(俱存)하지 못하므로 단순히 기계적 운동만을 할 수밖에 없는 것이다.

여기에서 자연계는 기계적으로 정신계는 목적적(目的的)으로 움직이는 것이다.

이렇게 생각할 때 인과율(因果律)과 목적율(目的律)은 별개의 개념이 아니라 전일개념(全一槪念)이면서 다만 적용되는 대상에 차이가 있는 데 불과한 것이다.

다시 말하면 사람이나 동물은 형상을 갖추고 있기 때문에 인과율(因果律)과 목적율(目的律)이 병행되는 것이고, 자연계는 형체만의 존재이기 때문에 인과율만이 적용되는 것이다.

혹자는 자연계도 생명을 인정하는 한 약간의 정신이라도 있을 것이 아닌가?
하고 반문할지 모른다. 물론 그렇다.

그러나 정신인 상(象)이 형체인 체(體)와 서로 대립할 만한 실력이 없을 때에 그것은 동물이 될 수 없으므로 즉 신기(神機)가 아니므로 욕심이 생(生)할 수가 없는 것이다.

그러므로 국선도 수도에 있어 무욕(無慾)인 정신은 통일적 작용(統一的 作用)을 하고 유욕(有慾)인 육체는 동작과 정식(正息)을 하므로 사욕(私慾)을 대욕(大慾) 또는 공욕(公慾)으로 바꾸는 고행을 하는 것이다.

사욕은 몸과 마음을 손상케 하고 대욕과 공욕은 몸을 보전(保全) 양생(養生)케 하는 것이다.

제 4 장   국선도의 행공(行功)

제1절 수도의 사실
제2절 수도의 규범
제3절 수도의 준행(遵行)
제4절 정기신(精氣神)의 보양(保養)
제5절 정기신(精氣神)의 순성(順成)
제6절 호흡의 중요성
제7절 조신(調身)과 기(氣)
제8절 수도의 주의사항

제 4 장 국선도의 행공(行功)

　국선도 단리(丹理)의 수도(修道)는 행고(行苦)를 겪으며 공덕(功德)을 들여 공력(功力)으로 행동(行動)하여야 하므로 행공(行功)이라 하는 것이다.
　그리고 돌단자리에 원기(元氣)를 얻는 방법과 더불어 그 원기(元氣)를 토대로 온몸을 고루 움직여 주는 데서 그 기운(氣運)과 체력(體力)은 더욱 강화하여져 최후에는 정신(精神)과 육체(肉體) 속에 원기(元氣)의 기화현상(氣化現象)이 일어나게 되는 것이다.
　여기에서 '돌단자리'란, '돌'은 돌고 도는 음양작용(陰陽作用)을 말함이요, '단'이란 단단하다, 야무지다 등의 힘을 뜻하는 것이고, '자리'란 돌과 단이 위치한 곳을 일컬음인 것이니, 돌단자리란 우리의 옛말이요 하단전(下丹田)이란 한자(漢字)로 쓰는 것이다.

돌단자리〔하단전(下丹田)〕는 양쪽 콩팥에 의지하고 형성한 힘의 모임인 것이다.

그러므로 돌단자리를 중심(中心)으로 한 깊은 숨쉬기로 정(精)을 충일(充溢)시키는 축기(蓄氣) 방법(方法)이 바로 국선도 수도(修道)의 기초가 되는 것이니 단전행공(丹田行功)과 굴신동작(屈伸動作)도 고요히 숨쉬기를 하고 서서히 몸의 동작을 바꾸어 가며 하여 주는 것이 모두 기(氣)를 쓰지 않고 모으려는 자세인 것이다.

그러나 동양(東洋)에서 오래전부터 상식화된 심호흡적(深呼吸的) 단전호흡(丹田呼吸)만 가지고는 국선도의 도력(道力)을 체득(體得)치 못하는 것이므로 국선도 특유의 도법(道法) 원리(原理)를 알고 실천하지 않으면 안되는 것이다.

그 이유는 국선도 수도(修道)의 목표가 극치적(極致的)인 정신력과 체력(體力), 그리고 도력(道力)을 갖춘 덕(德)이 있는 사람, 전인적(全人的)이고 이상적(理想的)인 사람을 만드는 도(道)와 법(法)이므로 그 수도(修道)의 방법도 평범한 상식적인 것이나, 평이(平易)한 수도(修道)로써는 도달할 수 없는 고귀(高貴)한 차원의 도(道)인 것임을 알아야 한다는 것이다.

그러므로 입도(入道)를 하고자 하면 먼저 수도(修道)의 마음 자세부터 올바로 가져야 된다는 것이다. 이를 도심(道心)이라 한다.

도심(道心)이 없이 도(道)에 들어갈 수 없는 것이다.

마음자세가 올바른 도심(道心)에 들 때 비로소 올바른 단전

행공(丹田行功)을 하고 올바른 굴신동작(屈伸動作)을 하게 되는 것이니, 마음의 조심(調心)과 숨쉬기의 조식(調息)과 몸움직임의 조신(調身)이 될 때 조화(調和)가 되어 이는 승화(昇化)하여 대자연(大自然)의 조화(造化)로 천인묘합(天人妙合)의 경지(境地)에 들게 되는 것이다.

그러므로 먼저 마음의 자세로서 조심(調心)과 도심(道心)의 몇 가지를 밝히면 다음과 같은 것이다.

1. 대효지심(大孝之心)을 가져야 한다.

대효(大孝)의 마음이란, 사람은 발생적(發生的) 입장에서 보면 분명히 자연의 아들이요 우주의 아들인 것이다.

특히 그 정신은 우주정신을 받고서 태어 났으니 우주정신과 나의 정신은 하나라는 생각을 새겨 가지고 그 고마움을 간직하여야 된다는 것이다.

다음으로 선조(先祖)와 부모(父母)에 대한 고마움을 간직하라는 것이다. 선조(先祖)와 부모(父母)가 안 계시면 이 육신(肉身)은 어디서 생겨 났겠는가.

그러므로 우주의 정신을 받고 부모에게 육신(肉身)을 받아 세상에 태어 났으므로 우주(宇宙)와 선조(先祖), 그리고 부모(父母)에 대한 지극한 효심을 대효지심(大孝之心)이라 하는 것이다.

2. 대욕지심(大慾之心)을 가져야 한다.

대욕(大慾)의 마음이란 사람은 젊어서는 감정(感情)의 욕심(慾心)을 갖게 되고, 노년기(老年期)에는 탐욕(貪慾)의 욕심(慾心)을 갖게 되어 스스로 몸과 마음을 상하게 되는 것이니 욕심(慾心)은 목적성(目的性)을 갖게 되고, 목적(目的)을 달성키 위하여서는 인색(吝嗇)하게 되고 그 인색은 몸과 마음을 병들고 약하게 만드나, 대욕(大慾)의 마음은 공욕(公慾)으로서 천인묘합(天人妙合)에 목적(目的)을 두고 헛된 욕심(慾心)에 인색하여야 된다는 것이 대욕지심(大慾之心)의 도심(道心)인 것이다.

3. 도인도송(導引道頌)하여야 한다.

도인도송(導引道頌)이란 도(道)로 인도하는 소리란 뜻으로서 대자연(大自然)의 참 뜻이 담긴 소리를 듣고 그 속으로 인도(引導)되어야 한다는 것이다.

다시 말하면 대자연(大自然)의 소리를 들으며 도(道)로 들어 간다는 것이다. 그러므로 국선도 수도에 있어 선도주(仚道住)를 녹음하여 수도자(修道者)에게 계속 들려주어 도인도송(導引道頌)의 효과를 내고 있는 것이다.

선도주(仚道住)란,

正覺道源 體智體能 仚道一和 救活蒼生

제4장 국선도의 행공(行功)

이란 16자를 말한다.

4. 심신(心身)의 수도(修道)를 한다.

몸은 마음을 담는 그릇이요, 마음은 몸에 담겨져 있는 것이다.

신(神)과 육체라 하여도 마찬가지다. 육체(肉體) 즉 몸은 정신을 담고 있는 겉이다. 몸이 음(陰)이라 하면, 마음은 양(陽)이다.

이 양자(兩者)를 함께 수도(修道)를 하여야 몸과 마음이 하나가 되어 움직인다는 것을 알게 되고, 이에 따라 몸을 움직이고 정신을 통일하여야 한다. 또한 이러한 마음이 도심(道心)인 것이다.

5. 자신(自身)의 능력(能力)만으론 도력(道力)이 없다.

자기의 능력만으로는 성도(成道)하여 도력(道力)을 체득(體得)하지 못하고 대자연(大自然) 또는 우주(宇宙)의 힘에 참여하여야 된다는 원리를 믿어야 한다. 이 역시 도심(道心)이다.

6. 국선도는 체득(體得)으로 성립(成立)된 것이다.
이 국선도는 일시적으로 조작한 것이 아니라 선인(先人)들의 체험(體驗)과 자각(自覺)과 자증(自證)

의 체득(體得)으로 이어져 내려온 우리민족 고유(固有)의 극치적(極致的)인 수도(修道)의 방법(方法)임을 알고 수도(修道)에 임하여야 하는 것이다.

　이상과 같은 예비 지식과 신념(信念) 없이 하나의 시도적 자세로 입도(入道)하면 효과(效果)를 얻기 힘들 것이다.
　그 뿐만이 아니라 본(本) 국선도에 입문(入門)하게 되면, 마음의 자세, 몸 움직이는 자세, 숨쉬기의 자세 등을 일주일 이상 수련시키고 난 다음에 중기단법(中氣丹法)부터 수도(修道)를 하게 된다.
　이것을 조심(調心) 조신(調身) 조식(調息)이라 해도 무방하다.
　마음은 생각을 담는 그릇이요, 몸은 마음을 담는 그릇이요, 숨은 생명(生命)의 통로로 보아도 좋을 것이다.
　그리고 이러한 것들은 서로 연결되어 보이기도 한다. 마음이 고요하면 몸놀림도 서서히 움직이게 되고 숨결도 고르고 고요해지며, 숨결이 거칠면 마음도 거칠어지고 행동도 거칠어지는 것이다.
　그러므로 조심(調心)이 조신(調身)이요, 조신(調身)이 곧 조식(調息)이므로 소우주적(小宇宙的)인 사람이 먼저 대우주(大宇宙) 앞에 음정적(陰靜的) 자세에 서기 위하여 마음의 고요와 몸의 고요함이 숨의 고요함으로 나타나 모든 생각을 여의는 경지에 들 때, 대우주(大宇宙)의 품에 안기는듯한 안정감을 가지는 자세가 수도자의 바람직한 태도이다.

제4장 국선도의 행공(行功)

 이러한 자세는 겉으로 보면 무(無)나 허(虛)나 공(空)과 같으나 그 사고(思考)속에서 동정(動靜)의 흐름이 들어 있고, 음양(陰陽)의 율려(律呂)가 있고 조화(調和)가 있는 것이다.
 그리고 그 사상(思想)속에는 아무런 생각이 없는 것이라 할지라도 대우주(大宇宙)에 참여하는 감사와 희열(喜悅)의 흔쾌(欣快)한 기분이 잠재(潛在)한 무형무색(無形無色)의 광명심(光明心)이 차 있는듯한 생각을 가지고 있는 것이 바람직한 것이다.
 이러한 마음의 자세가 이루어진 후에야 국선도의 참 효과를 볼 수 있다. 이러한 마음의 자세로 국선도의 행공(行功)을 하여야 되는 것이다.

제1절 수도(修道)의 사실(事實)

 국선도 수도(修道)는 충일(充溢)한 생명체(生命體)를 유지하고자 하는데 그 목적(目的)이 있다. 그러나 그 효과성과 수도하는데 너무 어려우면 누구나 수도(修道)를 할 수 없으므로 대략 그 사실(事實)을 다소 밝혀 보면,

1. 수도(修道)하기가 쉽다.
2. 수도(修道)의 효과가 처음부터 느껴진다.
3. 수도(修道)함에 따라서 점진적으로 건강이 한 차
   원씩 성과가 난다.

4. 남녀 노소(老少) 누구나 수도(修道)할 수 있다.
5. 수도(修道)중에 스스로 몸과 마음의 질병(疾病)이 물러간다. 〔이도이치병(以道而治病)〕
6. 수도(修道)의 차원이 높아질수록 건전한 정신을 갖추게 된다.
7. 수도(修道)의 진전(進展)에 따라 각 기혈(氣血)이 맑고 유통(流通)이 잘 된다. 나아가 경혈(經穴)이 유통(流通)된다.
8. 수도(修道)에 따라 장부(臟腑)의 조화(調和)가 잘 되고 원기(元氣)가 축기(蓄氣)된다.
9. 기공유통(氣孔流通)과 피부 순환이 잘 되어 대기(大氣)와 조화(調和)를 이루어 잘 어울린다.

 이상의 조목별로 국선도의 특성의 사실을 밝힌 것으로 아나 한두 마디씩 해설을 하면 수도(修道)는 산(山)에 들어가 앞이 환히 트이고 메마르고 산수가 수려하고 모든 생각을 여의고 두려움이 없는 곳에서 하는 것이 원칙(原則)이다.
 그러나 국선도(國仚道) 수도는 도시에서도 가능한 것은 수도의 방법(方法)이 가장 합리적(合理的)이요 원리적(原理的)인 까닭이다.
 수도장(修道場)에서 여러 가지의 동작(動作)을 고요히 움직여 주며 돌단자리 숨쉬기를 하여 축기(蓄氣)가 되면 임맥(任脈)과 독맥(督脈) 및 기경팔맥(奇經八脈)과 전신경락(全身經絡)의 자개(自開)로 유통(流通)까지 하게 되니 쉽다고 하지

제4장 국선도의 행공(行功)

않을 수 없고, 효과가 크다고 보지 않을 수 없다.
 그리고 각자 병이 절로 나아졌다고 말들을 하니 그도 또한 수도하는 가운데 절로 병이 나아진다는 얘기다. 이것은 수도자 스스로 얻어 가진 것이니 딴 사람의 설명(說明)이 필요(必要)치 않은 것이다.
 그리고 또한 수도(修道)함에 따라 건강은 물론이요, 경이적인 성과가 나타난다는 사실(事實)은 현재 십여년간 지도(指導)하는 가운데 수년(數年)간 수도를 한 수많은 수도자(修道者)들의 역량(力量)을 보면 입증이 되고도 남음이 있는 것이다.
 그뿐만 아니라 수도자(修道者)들의 체험담(體驗談)을 들으면 다같이 자기의 병(病)이 모르는 사이에 없어지고, 이제 어떻게 하면 하루라도 빨리 도력(道力)을 얻느냐 하고 열심히 수도를 한다.
 도력(道力)은 쉽게 얻어지는 것이 아니므로 도력(道力)에 대한 얘기가 오가고 심지어는 옛날 도에 대한 책을 사가지고 뒤적이며 빨리 도통(道通)하는 길이 없는가 찾아보기도 한다. 이는 한 부분적 얘기지만 도통(道通)의 길은 멀고, 마음은 급한데서 나오는 것이라고 보며, 오히려 그리하면 도통(道通)의 길은 멀어져만 감을 일깨워 주기도 한다.
 도통(道通)이 얼마나 어려우면 공자(孔子)같은 성인(聖人)도 아침에 도를 얻고 저녁에 죽어도 가(可)하다 하였겠는가.
 국선도 중기단법(中氣丹法)을 닦는 자가 마음은 무진·진공단법(無盡·眞空丹法)에 가서 있다고 한다. 국선도에는 아홉

단계의 수도과정(修道過程)이 있는데, 중기단법(中氣丹法)은 시초요, 무진·진공단법(無盡·眞空丹法)은 국선도의 최고(最高)단계의 수도과정(修道過程)이므로 여기에 비유하여 하는 얘기다.

이러한 현상(現象)은 결코 우연이 아니라 원리(原理)에 따라 일어나는 생리적(生理的), 심리적(心理的)인 현상(現象)인 것이다.

다음으로 수도(修道)의 결과(結果)는 인격수양(人格修養)에 미친다. 인격(人格)이란 두 가지 면(面)으로 나타난다.

하나는 정적 면(靜的 面)이요, 또 하나는 동적 면(動的 面)이다. 생각은 정적(靜的)이요, 말과 행동은 동적(動的)이다. 생각속에 무사(無邪) 또는 무사(無私)가 잠재(潛在)하여 있으면 이는 정사(正思)요 선사(善思)다. 그리고 말과 행동에 사언행(邪言行)과 사언행(私言行)이 없으면 정선(正善)의 언행(言行)인 것이다.

그런데 국선도는 본래부터 우주나 사람이나, 부분이나 전체나 이기주의적(利己主義的) 사(邪)와 사(私)가 없다.

나는 대우주(大宇宙)와 대자연(大自然)의 한부분으로서, 전체(全體)와 서로 연결되어 있는 것을 스스로 깨닫고 살아가며 생각하므로 우주의 기운과 서로 통하여 온몸에 기(氣)를 순환시키고 나아가 천인묘합(天人妙合)의 경지에 들게 한다.

그러므로 모두를 하나로 보고 생활(生活)한다.

그 생활에 있어 나라나 사회와의 유기적(有機的)인 연대관계(連帶關係)를 스스로 깨닫고 실천하게 됨으로써 개인적(個

人的)인 말과 행동을 하지 못하게 된다.

그러므로 국선도 수도(修道)로 점차 그 도력(道力)이 높아지면 자연히 선인(仸人:仙人)이 되고 인격자(人格者)가 되게 되는 것이다.

만일 그와 같은 정신적인 성장(成長)이 없다면 결코 국선도의 높은 수도 단계는 성취될 수도 없고, 따라서 그러한 사람에게는 높은 차원의 수도의 비법(祕法)도 전수(傳授)하지 않는다는 것을 명심하여야 한다.

그러므로 덕력(德力)이 높아져야 도력(道力)이 따라서 높아진다는 사실을 알아야 한다.

그리고 말로써 이루어지는 것이 아니라 몸소 닦아야 하므로, 그 진실의 난해성(難解性)을 표현할 때 불가(佛家)에서는 불가설(不可說)의 증득(證得)이라는 말을 많이 쓰는 것과 같이 국선도에서도 자인자득(自認自得)이라는 말밖에는 더 표현할 수가 없는 것이다.

그러므로 해설(解說)은 다 못하여도 결과를 보아 입증이 될 뿐이다.

국선도 단리(丹理)의 수도(修道)는 돌단자리〔하단전(下丹田)〕숨쉬기와 고요한 가운데 동작(動作)을 천천히 바꾸며 고루 기(氣)를 유통(流通)시키는데 있다.

그러면 먼저 돌단자리 숨쉬기는 어떠한 효력이 있을까?

이것을 세 가지로 풀어 보면서 원리(原理)에 접근(接近)하려 한다.

첫째는 상식적 문제다.

잠시라도 숨을 쉬지 않는다면 생명(生命)을 유지 못한다. 그러나 그 숨쉬기를 제대로 효과있게 응용(應用)하는 사람은 거의 없다고 하여도 과언(過言)이 아니다.

만일 숨쉬는 측정기를 가지고 사람이 숨쉴 때에 폐활량의 몇분지 일이나 사용(使用)하면서 하루를 생활(生活)하여 가는가를 자세히 살펴보면 폐활량(肺活量)을 완전활용(完全活用)하는 사람은 거의 없을 것이다.

생명(生命)을 연장할 정도요, 생활(生活)을 충실하게 할만한 숨쉬기는 못하고 있다는 것이다.

그러므로 오직 잠잘 때만은 다소 깊은 숨쉬기를 하고 있으므로 그 효과로 하루의 피로를 풀고, 생명을 지탱하는데 다소 덕을 보고 있는 셈이다.

그러므로 국선도 수도(修道)는 우선 깊은 숨쉬기의 덕(德)을 강조한다. 언제나 깊은 숨쉬기를 실천하여야 하는 것이다. 그리고 국선도의 깊은 숨쉬기는 단리(丹理)의 독특한 방법이 있는 것이다.

이것을 자세히 말하면 정(精), 기(氣), 신(神)의 삼단(三丹) 이단적(二段的) 하단전(下丹田) 깊은 숨쉬기로써 숨쉬기 할 때 돌단자리〔하단전(下丹田)〕에 정신을 집중하는 여러 가지 자세를 갖추어야 한다.

그리고 국선도 단리(丹理)의 원리(原理)로 닦아 나가면 기(氣)가 쌓여 축기(蓄氣)된 것을 통기법(通氣法)에서 온몸에 유통(流通)시키는 것이다.

통기(通氣)란 통기생생(通氣生生)하고 절기사망(絶氣死亡)

의 원리(原理)로 기(氣)를 통기(通氣)시켜야 천지(天地)의 기운(氣運)과 상통(相通)하게 되는 것이다.

다음으로 몸 움직이는 동작은 고요한 가운데 깊은 숨쉬기를 하면서 서서히 몸을 고르게 움직여 조신(調身)을 시키는 것이다.

앞으로 숙여서 하면 뒤로 젖히어 하고 좌측(左側)으로 숙이고 한참 깊은 숨쉬기를 하였으면 우측(右側)으로 숙이고 하고, 서서 하였으면 앉아서 하여주는 것이 음양(陰陽)의 조화(調和)를 이루는 것이며, 전신기혈(全身氣血)을 고르게 유통(流通)시키는 옳은 몸의 자세인 것이다.

그리고 마음을 고요히 가라 앉히기 위하여 돌단자리〔하단전(下丹田)〕를 마음으로 보는데 이를 내관(內觀)이라 하는 것이니 즉, 마음 또는 정신으로 몸 안을 보는 것을 말하는 것이다.

한 번 숨을 마실 때 기(氣)가 모인다는 생각을 하고, 숨을 내쉴 때 몸 안의 모든 악기(惡氣)를 내보낸다는 생각을 하고 내쉬어야 한다.

각 호흡하는 단계와 방법은 따로 밝히겠거니와 이 모든 과정을 거쳐 참된 건강과 훌륭한 인격을 갖추는 동시에 더 나아가 선인(仚人)이 되는 것이다.

이러한 모든 것을 고루 갖추는 가운데 여러가지 생리적(生理的) 변화가 일어나고 그 변화에 따라 기적적으로 초인적(超人的)인 원기(元氣)가 일어나게 된다.

문제는 이 기적적인 원기의 발생(發生)이라는 사실(事實)에 있다. 이것은 과연 무엇을 말하며 그 발생의 원리(原理)가 어디 있을까 하는 점이 우리의 주목을 끌지 않을 수 없는 것이다.

다음으로 자인자득(自認自得)이라는 문제에 대하여 몇 가지 부언하여 보려고 한다.

우리 사람들은 지금 말한 자인자득의 사실을 전혀 믿지 않으려 들지는 아니한다. 거의 역사적 사실로 믿으면서도 그 해설이 될 수 있는 날을 기다린다고 보아도 좋다는 것이다.

그 이유는 과거의 역사(歷史), 야사, 설화, 전기, 전설, 경전 가운데에서 성인, 성자, 고승, 도인, 교조, 명인, 명장, 화랑 등의 역사적 행적 가운데 초인간적(超人間的)인 용력(勇力), 도력(道力), 법력(法力)이 많이 나타났다는 사실을 부정하지 않는다.

범인은 불가능한 것이 당연하나, 그러한 위인(偉人)들은 도력(道力)이나 법력(法力)이 있는 것은 당연한 것이라고 생각하고 있는 것이다.

문제는 그러한 도력(道力)과 법력(法力)의 사실을 부정하려는데 있지 않고 다만 사람의 지식으로는 불가해득(不可解得)임을 스스로 인정할 뿐이다.

그러나 논증(論證)이 불가능 하다고 하여 엄연히 현실적으로 입증이 되는 사실을 부인(否認)하려는 일은 오히려 더욱 어리석은 일이 될 것이다.

국선도의 수도로 인하여 현실적으로 나타나는 초인간적(超人間的)인 도력과 덕력(德力) 법력(法力)을 이해(理解)하여

제4장 국선도의 행공(行功)

보려고 노력할지언정 무시할 수만은 없는 것이다.

우리는 국선도 수도장(修道場)에서 남녀노소(男女老少)를 막론하고 수도하고 있는 자는 수도단계에 따라 단기(丹氣)가 축기(蓄氣)되어 임독자개(任督自開)와 전신(全身)에 통기작용(通氣作用)이 일어날 뿐만 아니라 한 걸음 더 나아가 우주기(宇宙氣)와 실지로 상통(相通)함을 체험(體驗)하게 되는 것이다.

이러한 원리는 정각도(正覺道)의 육체적(肉體的) 수련단계인 중기(中氣), 건곤(乾坤), 원기단법(元氣丹法)과 정신적(精神的) 수도(修道)단계인 통기법(通氣法)의 진기(眞氣) 삼합(三合), 조리단법(造理丹法)과 또는 육체(肉體)와 정신(精神) 그리고 천인묘합(天人妙合)의 수도(修道)단계인 합실(合實)의 삼청(三淸), 무진(無盡) 진공단법(眞空丹法)에서 원리(原理)를 밝히겠거니와, 우주의 신비(神祕)〔사람이 아직 그 원리(原理)를 다 해득(解得)하지 못하므로 신비(神祕)라는 말로 표현함〕를 그대로 사람에게 적용시킨 것으로서 이는 오랜 세월을 거쳐, 산에 들어가 수도(修道)함으로써 사람 스스로 경험하고 몸소 얻어 발견(發見)한 방법이 국선도인 것이다.

과거에 있어 도력(道力), 덕력(德力), 법력(法力)을 얻은 분들은 틀림없이 여러 가지로 자기들의 도(道)를 수도(修道)하는 가운데, 마음을 가라 앉히고 몸을 골고루 움직여주고 숨을 고요히 쉬고 하는 가운데 도력(道力) 법력(法力) 덕력(德力)을 얻게 되었다고 추리(推理)하여도 틀림없다.

그 이유는 그렇게 하지 않고는 그러한 초인간적 힘이 나오지 못하게 되어 있는 까닭이다.

오늘날 우리 앞에 이러한 국선도의 수도방법(修道方法)이 구체적으로 기생(氣生)하도록 체계있게 전래(傳來)하여 발표(發表)된 사실(事實)은 천만다행한 복음(福音)이 아닐 수 없는 것이다.

제2절 수도(修道)의 규범(規範)

수도의 규범에는 신체적(身體的)·정신적(精神的)·섭생적(攝生的)인 것과 더 나아가 천인묘합(天人妙合)의 경지까지 승화(昇化)하는 수도방법(修道方法)의 규범(規範)이 있는 것이다. 이를 요약하여 밝히면 다음과 같다.

1. 신체적(身體的) 수련(修煉)

몸은 생명과 정신을 담고 있는 그릇과 같은 것이다.

몸이 약하면 강한 생명력(生命力)과 정신력(精神力)을 담을 수 없는 것이다. 누구나 첫째는 신체적 수련으로 강건한 체력(體力)을 양성(養成)하여야 한다.

신체(身體)적 건강 없이 올바른 생명력(生命力)과 올바른 정신력(精神力)이 나올 수 없는 것이다.

그러므로 반드시 신체적(身體的) 수련을 하여야 할 적극적 규범인 것이다.

제4장 국선도의 행공(行功)

그러므로 사람들은 자기 나름대로 신체적 운동을 하는 것이며 또한 하여야 한다. 그 운동에 있어 과격하거나 거친 운동은 정신적으로도 따라서 거칠고 과격하여지므로 몸과 마음에 좋지 못한 운동이 된다.

운동은 항상 몸에 맞게 적절하게 하여 주는 것이 좋다. 또한 한쪽으로 치우친 운동을 하면 마음도 비뚤어져 몸의 조화를 깨지게 하므로 미리 골고루 몸을 움직여 주는 것도 중요한 규범이다.

그러므로 국선도 수도에 있어 몸 움직이는 동작은 정적(靜的)인 고요속에 천천히 골고루 움직여 주는 것이 수련의 적극적인 규범이 되는 것이다.

2. 정신적(精神的) 수련(修煉)

정신적 수련 없이 신체적 수련만으로는 완전한 건강을 찾지 못하므로 정신적(精神的) 수련(修煉)이 반드시 신체적(身體的) 수련(修煉)과 병행(倂行)되어야 한다.

신체적·정신적 수련을 병행하여 하는 방법은 오직 정기신(精氣神) 통일방법(統一方法)인 단전행공(丹田行功)밖에는 없는 것이다. 동작(動作)과 하단(下丹)의 깊은 쉼쉬기를 아울러 함께 하지 않고는 달리 수련하는 방법은 거의 불가능(不可能)한 것으로 옛부터 도인(道人), 선인(仙人)은 반드시 이러한 방법으로 수행(修行)하였던 것이다.

사람의 정신은 우주정신에서 받은 것이므로 우주정신과 같이 항상 통일을 하여야 하는 것이니 우주정신에 대하여 자세하게 따로 밝히겠거니와 이러한 정신적 수련이 없이는 참된 건강을 찾을 길 없으므로 정신적 수련의 적극적 규범이 되는 것이다.

3. 건강적(健康的) 섭생(攝生)

건강은 강인한 체력과 강장한 정신력을 가진 신체(身體)를 말한다.

이러한 목적을 달성하기 위하여서는 적극적 규범(規範)의 수련이 필요한 것이요, 소극적(消極的) 규범으로서 섭생(攝生)이다. 수련을 안 하면 약한 몸과 마음이 되고 섭생을 잘못하면 병이 된다.

그러므로 섭생(攝生)의 올바른 식사법(食事法)을 따로 밝혀 놓겠으나 국선도 수도하는 데는 많은 계율(戒律)이 주로 이 수련과 섭생에 유의 하였던 것이다.

국선도 단리(丹理)는 본래 병없이 오래 살기 위한 양생법(養生法)으로서 차츰 세분(細分)되어 양정(養精) 양기(養氣) 양신법(養神法)이 각기 비법을 가져 그것이 합하면 단리(丹理)가 되며, 그것이 또한 정확(正確)한 체계를 가지고 수련하면 강건한 체력과 고귀한 정신이 되는 것이다.

그러므로 섭생은 소극적 규범이 되는 것이다.

4. 천인묘합(天人妙合)의 수도(修道)

사람은 발생적(發生的) 입장(立場)에서 보면 분명히 하늘의 아들이요, 대자연의 아들이요, 대우주(大宇宙)와 소우주(小

제4장 국선도의 행공(行功)

宇宙)의 관계에 있는 존재(存在)가 되는 것이다.
　그러므로 천의(天意)에 따라 행동(行動)하고 말하여야 천진(天眞)의 아들이 되는 것이다. 하늘의 아들로서 하늘의 뜻을 어긴다는 것은 생각도 못할 일이다.
　그러나 우리는 하늘은 높게 있나 보다 나와 무슨 관계가 있는가 하고 무심하게 여기는 일이 많다. 이것은 그릇된 생각이다.
　그 이유는, 정신은 우주(宇宙)에서 받았고, 육체(肉體)는 자연(自然)의 변화물(變化物)인 것이기 때문이다.
　부(父)의 정기(精氣), 모(母)의 정기(精氣)가 모두 자연의 변화물(變化物)이니, 이 몸도 자연(自然)의 변화물이 분명한 것이다.
　그러므로 수도자(修道者)는 신체적(身體的) 정신적(精神的) 섭생적(攝生的)인 수련 뿐만 아니라 우주(宇宙)와 나는 둘이 아니라 하나라는 생각을 깊이 간직하고 수도(修道)하면 다름아닌 국선도가 바라는 극치적(極致的)인 수도(修道)가 되는 것이다.
　그러므로 옛부터 양생(養生)과 섭생(攝生)으로 천인묘합(天人妙合)의 경지(境地)에 들 때 우주(宇宙)의 원리(原理)를 단리(丹理)속에서 고안(考案)된 바로써 정기신(精氣神)을 잘 보전하는 것이 요결(要訣)이 되는 것이라 했다.
　이러한 모든것이 수도자(修道者)의 규범(規範)이 되는 것임을 명심하고 수련하고 수도(修道)하여야 되는 것이다.

제3절 수도(修道)의 준행(遵行)

국선도 수도자는 여기에 제시하는 것을 지키고 따라서 행하여야 하는 것이니 이를 준행(遵行)이라고 한다.

- 정(精)을 모으고 손상됨이 없도록 하고 기(氣)를 쓰고 신(神)을 상하게 하지 말아야 한다.

- 운동(運動)을 하되 피로하게 하여서는 원기(元氣)를 상한다. 몸의 운동은 몸에 맞게 적당히 하여야 한다.

- 식후(食後)에 삼백보(三百步)쯤 걸어야 하고 잘 때는 발을 꼭 씻어야 원기(元氣)가 상하지 않고 소화가 잘 되는 것이다.

- 술이 취하였거나 배가 부를 때 방사(房事)는 절대로 하면 안되는 것이다. 그럴 때 방사를 하면 오장이 뒤집혀 기(氣)가 상하여 몸이 약해지고 수도자는 원기를 잃게 된다.

- 생각을 많이 하지 말고 성내지 말아야 하는 것이니 생각을 많이 하면 심령(心靈)이 흐려져 머리

가 아프고 성을 자주내면 심혼(心魂)이 악화(惡化)되어 몸이 허약해지고 정신적 질환(疾患)에 걸린다.

- 너무 시고 너무 쓴 것은 먹지 말아야 되는 것이니 너무 신 것은 근육에 해롭고 너무 쓴 것은 뼈에 해로운 것이다.

- 너무 달고 너무 매운 것은 먹지 말아야 되는 것이니 너무 단 것은 육(肉)에 해롭고 너무 매운 것은 기(氣)를 나뉘게하고 기운을 허(虛)하게 하므로 땀을 내게 하는 것이니 기(氣)가 흩어지는 현상을 일으키는 것이다.

- 너무 짠 것과 너무 독한 것을 먹지 말아야 하는 것이니 너무 짜고 독한 음식은 몸 안의 장부를 상하게 하고 몸 안의 육(肉)을 메마르게 하여 몸안을 허약하게 하는 것이다.

- 너무 말을 많이 하지 말고 방사를 적게 하여야 되는 것이니 너무 말을 많이 하면 육기(肉氣)가 상하고 방사를 많이 하면 정기(精氣)가 마르므로 늙어서 힘을 쓰지 못하고, 특히 수도자는 축기(蓄氣)가 되지 않고 기(氣)가 흩어지기만 하므로

차고 넘친다는 생각이 들 때 다소 한 번쯤 방사를 함이 정기(精氣)를 기르는 묘법이다.
본래 전심전력으로 수도하는 자(者)는 백일(百日)에 한 번 방사가 가(可)하다는 것이다. 경지가 높아지면 스스로 알아서 행(行)하게 되는 것이다.

* 분한 일을 당하여도 참아야 하고 음식이 상한 것은 먹지 말아야 하는 것이니 분하다고 노(怒)하면 간기(肝氣)를 상하고 음식이 상한 것은 먹으면 위기(胃氣)를 상하는 것이며 위가 상하면 조금만 먹어도 헛배가 부르고 피순환이 잘 되지 못하며 손발 또는 얼굴이 붓는 수가 있다.

* 생각을 적게 하고 운동을 빠른 것은 하지 말아야 하는 것이니 생각을 많이 하면 심기(心氣)가 상하고 운동을 빨리 하는 것을 하면 근육의 육기(肉氣)가 소모되어 젊어서는 탄력이 있으나 노년(老年)이 빨리 오는 것으로서 수명이 짧다.

* 강한 소리를 듣지말고 사(私)된 욕심(慾心)을 버려야 하는 것이니 강한 소리를 자주 들으면 영기(靈氣)가 흐려지고 욕심(慾心)을 많이 부리면 정신(精神)이 흐려지므로 올바른 자기 할 일이 무

제4장 국선도의 행공(行功)

엇인지 모르는 정신병자가 되는 것이다.

- 목이 말라도 많이 마시지 말고 이빨은 하루에 아침 저녁으로 두 번 이상 마찰을 하여 주어야 하는 것이니 목마르다고 갑자기 많이 마시면 신장(腎臟)이 상하고 이빨을 서로 마주 치어 마찰을 하여 주지 않으면 옥천(玉泉:침)이 몸 안에 들지 아니하여 소화력이 부족하여지는 것이다.
그리고 이빨이 튼튼하여지지 않는 것이다. 이빨을 닦아주는 것은 청결하게 하는데도 있지만 치아를 튼튼하게 마찰하는 효과도 있으니 아침 저녁으로 닦는 것이 좋다.

- 머리에 빗질이나 손으로 앞에서 뒤로 자주 밀어주고 손은 낮추어 놓는 것이니 머리를 자주 밀어줌으로 머리 피부와 머리안을 맑게 하여 주고 머리의 기(氣)를 양(養)하는 것이며 손을 낮추어줌은 상기(上氣)의 거스림을 막고 순조롭게 기혈(氣血)순환을 돕는 것이며 기(氣)를 보호하는 것이다.

- 오래도록 걷지도, 서 있지도, 앉아 있지도, 눕지도, 보지도 말아야 하는 것이니 오래 걸으면 정력(精力)이 상하고 오래 서 있으면 기혈(氣血)순

환이 둔화되고 오래 앉아 있으면 상기(上氣)되어
눈에 피로가 오고 척추가 메마르고, 오래 누워
있으면 음기(陰氣)가 상하고, 오래도록 한 곳을
보면 신기(神氣)가 상하고 혼(魂)이 맘대로 놀아
허하여지는 것이다.

너무 기뻐하지도 말고 너무 슬퍼하지도 말아야
하는 것이니 너무 기뻐하면 신(神)이 흐려져 오
장(五臟)이 상하고 너무 슬퍼하면 모든 지기(志
氣)가 흐려져 형체(形體)가 피로하고 맥(脈)이
정(定)하지 못하여 허약해지는 것이다.

  수도(修道)함에 있어 기(氣)를 모으지는 못할망정 버리지는 말아야 하고, 편하고 건강할 때 병들고 약화된 몸을 생각하여 미연에 방지하여야 하며 비록 소년 시절에 몸을 함부로 하여 기운이 약하고 몸의 기혈(氣血)이 적다 하더라도 늦게라도 깨달아 환(患)을 막는 방법은 몸을 보호하고 단리(丹理) 수도를 하면 기혈(氣血)이 유여(有餘)하고 신기(神氣)가 자족하고 정(精)이 충만(充滿)하여 장생(長生)하고 치병(治病)하게 되는 것이다.
  직접 국선도에 입문(入門)하여 수도(修道)를 하여보면 효과로 입증이 된다.

제 4 절   정기신(精氣神)의 보양(保養)

정(精)은 몸의 근본이요, 기(氣)는 신(神)의 주(主)요, 형체는 신(神)의 집(居)이다.

그러므로 신(神)을 너무 많이 쓰면 인체의 백절(百節)에 있는 신(神)이 정식(停息)하고 정(精)을 너무 과하게 쓰면 정액(精液)과 정력(精力)이 갈(竭)하여 신기(神氣)가 고르지 못하고 만병이 생기어 요절하고 기(氣)가 태로(太勞)하면 절명하는 것이다.

사람의 생도(生道)는 정(精)과 신(神)이요, 형체의 의탁(依託)은 기(氣)인 것인데, 기(氣)가 쇠퇴(衰退)하고 형체를 모손(耗損)하고서 무병장수란 있을 수 없는 것이다.

그런데 여기에서 한 가지 알고 넘겨야 할 문제가 있으니 그것은 다름아닌 정기신(精氣神)의 단리적 정신(丹理的 精神)과 단합(團合)을 위주로 하는 정(精)과 분산(分散)을 주로 하는 신(神)인 정신(精神)과의 엄격한 다른 점이 있다는 사실을 알아야 한다는 것이다.

여기서는 단학적(丹學的) 정기신(精氣神)을 밝히려 한다.

단학적 인체의 정(精)은 음정(陰精)으로서 백(魄)을 간직하고 신(神)은 양신(陽神)으로 혼(魂)을 간직하고 기(氣)는 령(靈)을 간직하니 혼(魂)은 상비(上飛)하는 성리(性理)를, 백(魄)은 산(散)하는 성리(性理)를, 령(靈)은 하강(下降)하는 성리(性理)를 각각 지니고 상하좌우로 유동(流動)하는 것이다.

　정기신(精氣神)은 기(氣)를 먹고 형체(形體)는 음식을 섭취하는 것이니 정기(精氣)가 청(淸)하면 신(神)이 명쾌하고 형체가 과로하면 기(氣)가 탁(濁)하는 것이니 곡기(穀氣)가 원기(元氣)보다 많으면 살이 너무 쪄서 수(壽)하지 못하고 원기가 곡기보다 많으면 비록 여위어도 장수하는 것이다.

　그러므로 수도자는 봄에 씨뿌리어 기초를 삼듯이 중기(中氣)를 행공(行功)하고 여름에 가꾸듯이 건천 곤지(乾天 坤地)로 화합하는 행공을 하고 가을에 모든 결실을 보듯이 원기를 생산하는 행공을 하므로 그 인실(仁實)의 결과는 얼마나 성심으로 행공 또는 고행을 했느냐에 따라서 단열(丹熱)이 발생하며 다시 봄을 맞이 하려는 겨울 준비가 진실한 기(氣)가 일신중(一身中)에서 유통하는 행공을 하여 한 차원이 높아진 천지인 삼합(三合)의 행공에 들게 되는 것이다.

　신(神)이 명(明)한 것은 생(生)으로 화(化)하는 본(本)이요, 정기(精氣)는 형체의 근원이니 형체를 온전히 하면 생(生)하고 정기(精氣)를 기르고 청(淸)하면 장수하게 되는 것이며 기(氣)가 탁(濁)하고 갈(竭)하면 몸이 지탱치 못하는 것인데 청기(淸氣)보다 탁기(濁氣)가 되기 쉬우니 운기동작(運氣動作)을 하여야 청기(淸氣)가 된다.

　여기에서 운기(運氣)란 오운육기(五運六氣)를 말하는 것이 아니라 기(氣)의 운용(運用)을 말하는 것이다.

　몸의 여러 동작을 조신(調身)하여 정체(正體)하려면 기(氣)를 유기(流氣)시키며 운용(運用)하여야 청기(淸氣)가 되는 것임을 알아야 한다.

기(氣)의 운용(運用)없는 동작은 근육운동(筋肉運動)이지 기(氣)의 유기(流氣), 운동(運動)이 아님을 알아야 하며 청기(淸氣)가 되지 못하는 것이다.

또한 잠을 잘 때도 북향(北向)을 하고 자면 탁기(濁氣)가 되므로 북두남족(北頭南足)을 피하는 것이다.

그러므로 선인은 춘하(春夏)에 동두서족(東頭西足) 하고 잠을 자고 추동(秋冬)에는 서두동족(西頭東足) 하여 잠을 자는 것이 모두 기(氣)를 청(淸)하게 하고자 함이라 하였고 배고플 때 목욕하지 말고 또 배부를 때 목욕하지 않음도 원기를 보전함이라 하였다.

그리고 식후에 3백보를 행(行)하여 위기(胃氣)를 도와주고 여름에 찬 것을 먹지말아 정기(精氣)를 기르고 머리에 빗질을 백회하고 찬바람을 피하고 생각을 적게함이 모두 정기신(精氣神)을 보양(保養)하는 법이라 하였으니 수도자의 요언(要言)이다.

1. 하단전(下丹田)의 정(精)

단(丹)이란 음중양화(陰中陽火)의 화색(火色)을 일컬음이요, 화(火)는 형질(形質)이 아닌 기체로서 우리의 육안으로 볼 수 없고 단지 공리(空裏)이므로 무하유(無何有)의 명(名)이요, 일기(一氣)의 원(原)이 된다.

그리고 화(火)가 동(動)함에 있어 역(力)이 생발(生發)하는 것인즉 역(力)에는 화기(火氣)가 생동하므로 화기가 없는 역(力)은 없는 것이다.

　전(田)은 모이는 장소와 위치의 뜻이며 하(下)란 정기신(精氣神)중의 아래를 일컫는 것이니 하단전(下丹田)이란 천기(天氣), 지기(地氣)가 단기(丹氣)로 화(化)하여 인체의 하위에 모이는 자리가 하단전(下丹田)인 것이다.

　정(精)이란 천기(天氣)인 청기(靑氣)와 음식의 화미(華美)한 지기(地氣)인 미(米)가 묘합(妙合)한 일기(一氣)의 액(液)이 유(有)하므로 정력(精力)과 정액(精液)으로 나타나는 것이다.

　이 양정(兩精)은 그 근(根)을 하단전(下丹田)에 두고 전신의 필요한 곳에 퍼져 있는 것이니 오장(五臟)도 모두 정(精)이 있다.

　그리고 정(精)을 충일케 하는 방법으로서 양정(養精)시키는 약을 먹는 것을 외단(外丹)이라 하였으며 행공으로 양정(養精)시키는 방법을 내단(內丹)이라고 하였으나 외단(外丹)은 오직 강장제로서 복용이 될 뿐이었고 직접적인 양정(養精)의 효력을 보지 못하여 차츰 외단(外丹)은 자취를 감추게 된 것이다.

　그러나 청산(靑山)이 청운도사(靑雲道士)로 부터 전수(傳受)한 법통(法統)은 동방단리(東方丹理)의 정통적 정수(正髓)인 정기신(精氣神) 삼단(三丹) 단전(丹田)의 이단호흡법(二段呼吸法)인 내단(內丹)인 것이다.

　그러므로 정(精)이란 가장 귀(貴)하고 그 분량도 보통은 적은 것이다.

16세에 가장 많다고 하나 신체 중에 저장된 것이 1승6홉(一升六合)내지 1승3홉(一升三合)이라 하는데 사설(射泄)되지 않았을 때의 수량이며, 중량은 한 근(斤) 정도에 미치지 못한다는 것이다.

축적(蓄積)되어 극도로 충만되었을 때에 보통 3승(三升)가까이까지 이른다 하나 손상(損喪)한 자 1승(一升)에도 미치지 못하므로 정력(精力)도 또한 떨어져 힘없는 사람이 되어 정기(精氣)가 흩어져 질병으로 요사(夭死)한다.

정(精)이 충만하여야 기(氣)가 장(壯)하여 서로 보양(保養)하여 주는 것인데 정(精)이 충실치 못하면 자연 기허(氣虛)하여 지는 것이다.

정(精)이 충만하고 기(氣)가 성(盛)하여도 남자는 1차(次)의 교합(交合)에 정액(精液)의 영물(靈物)이 반홉(半合)씩 상실되므로 보익(補益)을 충분히 하여 주는 것이 없으면 정(精)이 고갈(枯竭)하여 몸이 피곤(疲困)하여지고 기운이 없어 동(動)하기를 싫어하고 자주 눕게 되며 심하게 고갈(枯竭)되면 허기(虛氣)로 눕게 되는 것이다.

그러므로 수도자는 특히 정액을 비장(祕藏)하여야 하는 것이다. 정(精)이란 인신(人身)의 지보(至寶)가 되는 것이니 보구(寶具)를 가진 자는 살고 보구(寶具)를 잃은 자는 명(命)이 떨어지는 것이다.

그러므로 정기신(精氣神)처럼 소중한 것이 없다는 것이다. 정(精)에 간정(肝精)이 적으면 눈에 빛이 없고 폐정(肺精)이 부족하면 살이 여위고 신정(腎精)이 부족하면 신기(神氣)가 따라서 부족하여 힘이 없고 비정(脾精)이 부족하면 치발(齒髮)이 탈락(脫落)하고 심정(心精)이 굳세지 못하면 매사에 분별을 못하여 결정을 못한다.

정(精)이 기(氣)를 생(生)하고 기(氣)가 신(神)을 생(生)하는 것이나 그 하는 행위는 각각 다르다.

정(精)은 역(力)을 내고 기(氣)는 보고 듣고 생각을 해내고 신(神)은 결심 또는 결정을 해내는 것이다.

사람이 정(精)을 충일(充溢)시키는 단전행공법을 모르면 절로 64세에 정기(精氣)가 고갈(枯竭)하여 망령된 말과 행동을 하기 쉽다는 것이며 정액(精液)과 정력(精力)을 아낀 자는 88세에 정(精)이 고갈(枯竭)된다는 것이다.

그러나 정충(精充)기장(氣壯) 신명(神明)하면 수(壽)는 장수하므로 그 수를 논할 수 없다는 것이다.

그러하니 내단(內丹)의 수도가 아무리 고행이 되더라도 사람으로서 마땅히 가야할 길인 것이다.

2. 상단전(上丹田)의 기(氣)

상단전(上丹田)이란 인두중(人頭中)에 영거(靈居)하는 뇌중(腦中)을 근(根)하여 정(精)의 무로(霧露)와 같은 기운이 승(昇)하여 영물로 독특한 사고를 내는 것이니 이 기(氣)는 정(精)에서 생(生)한 것이다.

정(精) 없는 기(氣)는 없으니 정기(精氣)는 상의상존(相依相存)하는 것이 되는 것으로 기(气)자와 미(米)자는 미(米)자와 청(靑)자와의 묘합(妙合)을 뜻하는 것이다.

기(氣)에는 양기(陽氣)와 음기(陰氣)가 있으니 양기는 표피(表皮)를 주(主)하고 음기는 표리(表裏)를 주(主)하는 것이다.

그러므로 양기를 보호하기 위하여 아침에는 양기가 발(發)하고 정오에는 양기가 성(盛)하고 저녁에는 양기가 허(虛)하며 밤에는 잠기는 것이니 마치 사시(四時)의 변화와 같으므로 이를 알고 양기를 지키기 위하여 야로(夜勞)를 삼가하고 안개나 이슬 또는 눈, 비를 맞지 말아야 되는 것이다.

양기(陽氣)는 하늘의 해의 빛과 같아서 수양(修養)을 잃으면 일광(日光)을 잃는 것과 같아 요절하는 것이니 양기를 보호하여야 일광같이 밝고 힘이 있어 양으로 인하여 상승하여 밖을 호위하게 됨이 순조(順調)한 것이다.

양기가 순조롭고 장(壯)해야 보고 듣고 느끼고 생각함이 밝아 신(神)이 올바른 결정을 하게 되는 것이며 따라서 올바른 말과 올바른 생각과 올바른 행동을 하게 되는 동시에 기운이 장(壯)한 것이다.

기(氣)가 장(壯)하지 못하면 지각(知覺), 운동(運動), 시청(視聽), 언소(言笑)가 다 기능을 잃어 제 길수를 잃고 기(氣)의 고갈로 광명을 잃으면 생(生)할 수 없이 수명이 꺾이는 것이다.

양기는 또한 밤에는 내리(內裏)로 들어가 음기를 주행(周行)시켜 음양작용(陰陽作用)을 하므로 전신의 피로를 풀어 주고 다시 아침에 양기는 생발(生發)하는 것이므로 야로(夜勞)는 금하는 것이다.

기(氣)는 하단전의 정(精)에서 생(生)하여 승(昇)하므로 배꼽밑의 1촌 반(一寸半)을 기해혈(氣海穴)이라 하는 것이니 기(氣)의 해(海)란 뜻이다.

그리고 기를 보호하려면 베개를 낮추어 베야 한다는 것이며 보고 듣고 생각하는 것을 삼가하고 항시 명상하는 자세로 머리를 쉬게 하는 것이 기를 호위(護衛)하는 것이다.

그러나 수기(守氣)의 비법은 정충(精充)에 있는 것이다. 정(精)이 충실치 않으면 정(精)에서 생(生)하는 기(氣)가 허기(虛氣)일 뿐이니 양정(養精)하는 단전행공법이 얼마나 중요한가를 스스로 알 것이다.

또한 기는 일신을 주류(周流)하여 생(生)을 유지시키는 것이니 기가 염염(炎炎)하므로 생각을 깊이하면 할 수록 기가 염상(炎上)하여 상기(上氣)하기만 하고 하강(下降)이 없으므로 극(極)에 이르면 정신에 이상이 오게되어 정신병자가 되는 것이다.

〔여기에서 정신이라는 것은 정기신(精氣神)의 정신(精神)과 다른 것임.〕

3. 중단전(中丹田)의 신(神)

중단전(中丹田)이란 인중앙(人中央)의 심(心)에 혼거(魂居)하는 심장에 근(根)을 두고 정기(精氣) 승강(昇降)을 받아 신명(神明)하여 결심하는 것이며 마치 군왕과 같이 최후의 결정을 하는 것이다.

행(行)을 각각 설(說)하면 영기(靈氣)는 보고 듣고 느끼고 생각하면 신(神)은 올바로 결정하여 정(精)이 역(力)을 발(發)하여 일을 해내는 것이다.

정충(精充), 기장(氣壯), 신명(神明)하면 기(氣)가 생각하면 신(神)이 올바른 결정을 즉시 내려 정(精)의 역(力)은 행동으로 즉시 옮기게 되는 것이다.

그러나 정충(精充), 기장(氣壯), 신명(神明)치 못하면 급기야 본 것도 잊어 버리는 수가 있고 보고서 필요한 것이라 하여 가져갈 결심을 하였으나 힘이 없어서 다른 사람의 힘을 빌리게 되는 것이다.

심(心)이 신(神)을 간직하므로 신명(神明)하면 항시 즐겁고 심(心)이 태평하고, 신(神)이 부족하면 신명(神明)치 못하고 흐려 심(心)이 우울하고 무엇에 쫓기는듯 조급하고 불안한 것이며 신(神)이 허하면 심기가 따라서 허하므로 슬픈 생각과 허무한 생각을 갖게 되어 매사에 의욕을 잃게 되는 것이다.

오장(五臟)의 기가 허하면 염상(炎上)한 기로 말미암아 신(神)이 외동(外動)하므로 올바른 결정을 못하고 신(神)에 의한 혼(魂)이 비(飛)하는 수가 있어 혼신(魂神)이 더불어 몸밖으로 나가니 요절이 되는 것이다.

신(神)이 외동(外動)하면 얼굴이 창백하여지고 사람을 식별 못하고 슬퍼하고 척추를 펴고 구부리고 하지도 못하다가 졸지에 웃거나 기뻐하면 밤에 죽고 기지개를 펴듯이 온몸을 자주 뻗치면 낮에 죽는 것이다.

이때에 단기(丹氣)를 가진 자가 유기(流氣)시켜 주거나 또는 스스로 내단(內丹)을 행공시키면 효험이 나타난다.
　그러나 항시 몸소 단전행공을 하여야 되는 것이다. 현재는 특히 천지의 운도(運度)가 바뀌고 공해가 극심하므로 생자(生者)는 필히 천지에 묘합(妙合)토록 수도하여야 되는 것이다.
　신(神)이 칠정(七情)을 거느리고 있으니 칠정(七情)은 희(喜), 노(怒), 우(憂), 사(思), 비(悲), 경(驚), 공(恐)이다.
　또 혼(魂), 의(意), 백(魄), 지(志)가 모두 신(神)을 주(主)로 삼는 관계로 신은 이곳에도 줄을 대고 있는 것이다.
　칠정(七情)과 의지(意志), 혼백(魂魄)을 잘 조절함도 신을 보전하는 요결(要訣)이다. 신(神)은 기(氣)에서 생(生)하고, 기(氣)는 정(精)에서 생(生)하므로 정충(精充)의 내공(內功), '단전행공(丹田行功)'이 얼마나 중요한가를 스스로 자각할 것이다.
　이재전전(利在田田)의 진의를 정각(正覺)하여야 생자(生者)가 된다.

4. 삼재(三才)의 도(道)

　삼재(三才)의 도(道)란 삼단전(三丹田)을 호칭한 것이다.
　오기(五氣)와 오미(五味)에서 생(生)하는 하단전(下丹田)의 정(精)은 기(氣)를 생(生)하고 기는 상단전(上丹田)에 자리하고 기에서 신(神)이 생(生)하므로 신은 중단전(中丹田)에 자리하여 명(明)하는 것이니 삼재의 도를 좀더 자세히 밝히면 신(神)은 심(心)의 통솔을 받고, 정(精)은 신(腎)의 통

제4장 국선도의 행공(行功)

솔을 받고, 기(氣)는 수(首)의 통솔을 받으니 정(精)과 기(氣)가 교합(交合)하고 신(神)이 그 가운데 주(主)가 되는 것을 삼재의 도라 한다.

그러므로 단리(丹理)의 수도에는 양정(養精), 양기(養氣), 양신(養神)을 하여 정기신(精氣神)을 보양(保養)하는 것이다.

정(精)은 몸의 근본이요, 기(氣)는 신(神)의 주(主)요, 형(形)은 신(神)의 옥실(玉室)이니 옥실(玉室)이란 거사(居舍)를 말함인 것이다.

그러므로 신(神)을 너무 많이 쓰면 정식(停息)하고 정(精)을 너무 많이 쓰면 갈(竭)하고 기(氣)가 지나치게 수고로우면〔태로(太勞)〕절(絶)하는 것이니 기절(氣絶)하면 풍(風)이 일어 사경(死境)에 들게 되므로 '기절초풍'이라는 말이 있거니와 인간의 생도(生道)는 신(神)이요, 형제(形體)의 의탁(依託)은 기가 되는 것인데 기가 쇠퇴하고 형체가 모손(耗損)하고서는 무병 할 수 없고 장수란 생각조차 할 수없는 것이다.

무병장수란 건전한 정신과 이 정신을 잘 보호하며 또는 그 정신의 통일운동을 자유로이 할 수 있는 조건을 보장할 수 있는 형체를 소유하고 있을 때에 한하여 무병장수 할 수 있는 것이므로 육체적인 조신(調身)의 조절과 정신적인 조심(調心)의 조절을 잘 하여야 되는 것이다.

그러므로 단학에서는 개체적인 변화 즉 정신적 변화에서 정신적인 활동상태가 불규칙인 변고로 육체에 영향을 미치는 것을 방지하기 위하여 정신의 통일을 수도하고 육체적 변화에서 육체적 생리조건이 불완전일 때 변고로 정신과 생명에 영향을 미치게 되므로 육체적 수련을 하는 것이다.

육체적 수련없이 정신적 수도란 있을 수 없는 것이다.

이러한 것은 모두 자기의 개체적 변화인 것이다. 그러나 변고란 기의 승부(勝負)와 운(運)의 태과(太過)불급(不及) 때문에 정상운동(正常運動)의 바탕인 음양작용(陰陽作用)에 고장(故障)이 생기게 된 것을 변고(變故)라 하는 것이다.

유(有)는 무(無)에서 생성하는 것이며 형체는 신(神)을 기다려서 자립하는 것이며 유(有)는 무(無)의 집이요, 형(形)은 신(神)의 집이니 가택(家宅)을 안전하게 마련하지 않고서 안전(安全)과 수신(修身)과 양신(養神)을 하여 보았자 결국은 기가 흩어져서 공허(空虛)에 돌아가고 마는 것이다.

촉(燭)불에 비유하면 촉(燭)이 다 된즉 불은 꺼지는 것이요, 제방(堤坊)에 비유하면 제방이 무너지면 물이 내려가 없어지는 것과 같은 것이다.

그러므로 형체와 원기(元氣)가 상합(相合)하면 수(壽)하고 불합(不合)하면 요(夭)하며 피(皮)와 육(肉)이 고르게 상합(相合)하면 수(壽)하고 알맞지 않으면 요(夭)하는 것이니 원기(元氣)는 우주기(宇宙氣)요, 곡기(穀氣)는 음식(飮食)의 기(氣)인데 곡기가 원기를 이기면 살이 너무 쪄서 수(壽)하지 못하고 원기가 곡기를 이기면 말라도 장수하는 것이다.

천명(天命)이란 우주의 정기를 받아 부모에게 타고난 원기를 말하는 것이니 부(父)는 천(天)이요, 모(母)는 지(地)라 하는 것이다.

제4장 국선도의 행공(行功)

그러나 인간은 욕구 때문에 품수(禀受)한 원기만 믿을 수 없으므로 의약이 나오고 여러 가지 건강법이 나오게 되었으나 이도이치병(以道而治病)인 단리(丹理)의 국선도가 있음을 알아야 한다.

제5절 정기신(精氣神)의 순성(順成)

하늘을 사람의 입장에서 보면 오운(五運)이 있고 땅에는 육기(六氣)가 있으나 사람은 정기신(精氣神)이 하나 더 있으니, 이 정(精)과 기(氣)와 신(神)이 맡아서 하는 일이 따로 있어 정(精)은 힘을 간직하여 내고 기(氣)는 보고 듣고 생각하고 신(神)은 결정을 하는 것이니 이것이 삼위일체(三位一體)인 삼재(三才)의 도(道)다.

그 순서대로 이루어 나가는 것을 살펴보면 모든 이치가 내 몸에 있음을 알게 된다.

- 기(氣)는 상단전(上丹田) 사념(思念) 상한(上漢)
  영(靈) 부(父) 박애(博愛)

- 신(神)은 중단전(中丹田) 결정(決定) 중한(中漢)
  혼(魂) 모(母) 자비(慈悲)

- 정(精)은 하단전(下丹田) 정력(精力) 하한(下漢)

백(魄) 자(子) 효근(孝根)

　순성(順成)이 많으나 요약하여 밝힌 것이다. 국선도는 이 모두를 내포(內包)하고 통일(統一)시키는 것이다.
　그리고 기(氣)는 연수(年壽)를 더하는 것이니 이 기(氣)를 전신(全身)에 유행(流行)케 하고 나아가 대기(大氣)와 상통(相通)시켜 행(行)케 하는 것이 단리(丹理)의 행공법(行功法)이다.
　기(氣)는 정(精)에서 얻는 것이니 정(精)은 곡식과 같은 지기(地氣)와 천기(天氣)가 합실(合實)하면 양신(兩腎)에 의지하고 정력(精力)으로 나타나 이것이 충일(充溢)하면 안개와 같은 기운이 머리로 상승(上昇)하여 소뇌와 대뇌에 의지하여 모이는 것을 기(氣)라 하는 것이다.
　이 기(氣)는 오장육부(五臟六腑)와 전신(全身)에 유주(流注)하여 몸을 보호하는 것이니 오장육부가 그 기운을 받아서 맑은 것은 영(榮)이 되고 흐린 것은 위(衞)가 되는 것이다.
　영(榮)은 맥(脈)의 가운데 있고 위(衞)는 맥(脈)의 밖에 있어서 영(榮)이 주회(周回)하기를 66도(六十六度)를 하며 쉬지 않고 다시 모여서 음양(陰陽)이 서로 관통(貫通)하여 이어져 끝이 없는 것이다.
　기(氣)를 양(養)하려면 정기(精氣)를 양(養)하여 충일(充溢)시켜야 되는 것이니 단전(丹田)의 숨쉬기가 얼마나 중요한가를 스스로 알 것이다.
　그리고 기(氣)에는 칠기(七氣)가 있으니 희(喜) 노(怒) 우

(憂) 사(思) 비(悲) 경(驚) 공(恐) 등인데 이러한 기(氣)로 부터 백병(百病)이 발생(發生)하는 것이다.

다음으로 신(神)은 한몸의 주(主)가 되는 것이니 정기(精氣)가 오르고 내림에서 생(生)한 신(神)은 심장(心臟)에 의지하고 모여서 온몸에 신(神)을 보내니 위에는 발신(髮神) 안신(眼神) 비신(鼻神) 이신(耳神) 구신(口神) 설신(舌神) 치신(齒神)이 있고, 가운데는 간신(肝神) 좌신신(左腎神) 우신신(右腎神) 담신(膽神) 후신(喉神) 좌폐신(左肺神) 우폐신(右肺神)이 있고, 아래는 대장신(大腸神) 소장신(小腸神) 동신(胴神) 위신(胃神) 격신(膈神) 양협신(兩脇神) 좌양신(左陽神) 우음신(右陰神)이 있다.

그리고 몸 곁에 일만팔천(一萬八千)의 양신(陽神)이 있고 몸안에 일만팔천(一萬八千)의 음신(陰神)이 있는데 모든 심(心)의 통솔을 받는 것이다.

정(精)은 몸의 근본(根本)이 되는 것이니 힘의 원천(源泉)이다. 질(質)로는 정액(精液)이 있고 힘으로 나타나는 정력(精力)이 있다.

정액(精液)은 보통사람이 16세시에 1승6홉(一升六合)의 분량(分量)이 있다는 것이며, 이는 사설(射泄)되지 않았을 때의 수량(數量)인 것이다.

그리고 무게는 1근(一斤)에 해당되고, 극도(極度)로 충만(充滿)된 것은 3승(三升)에 이르고, 손상(損喪)한 자(者)는 1승(一升)에도 미치지 못한다는 것이다.

정(精)과 기(氣)가 서로 보양(補養)하여 주는 것인데, 정

(精)이 모이면 기(氣)가 성(盛)하고, 기(氣)가 모이면 정(精)이 충만(充滿)한 것이니, 섭생(攝生)으로 미자(米字)를 삼고 대기(大氣)의 기운을 청자(靑字)로 하여 양기(兩氣)가 돌단자리에 합(合)하면 정(精)이 되므로 미(米)청(靑)을 합(合)하여 정자(精字)가 된 것이다.

사람이 한 번 방사에 반홉(半合)씩 상실(喪失)되는데, 보익(補益)하여 주는 것이 없으면 정(精)이 고갈(枯渴)하여 몸이 피곤(疲困)하여지고, 기운이 없고, 병(病)이 생기어 몸이 위태하여 지는 것이다. 그러므로 정(精)이란 사람 몸에 지보(至寶)라고 하는 것이다.

그러므로 수도자는 어느 경지에 들어 몸과 마음을 마음대로 조절하기 전(前)에는 방사를 금하며, 옛날에는 백일(百日)에 한 번 집을 찾아 왔다는 얘기도 있다. 그것도 단 한번으로서 남의 집 가문에 태어나 승손(承孫)의 책임을 완수(完遂)하기 위함 뿐이라 했다.

이를 낙(樂)으로 즐기는 자는 수도(修道)를 할 필요(必要)도 없다.

그리고 축기(蓄氣)시킬 때는 절대로 금하여야 하는 것이니, 축기(蓄氣)시에 방사는 백일(百日)을 허송세월한 것과 같다는 것이다.

음양(陰陽)의 통리(通理)에 정액(精液)으로 인(因)한 정력(精力)이 보(寶)가 되는 것이니 삼가하여 잘 보호하고 충일(充溢)시키면 익수(益壽)하고, 그렇지 못하면 일찍 요사(夭死)할 뿐이다.

제 4 장 국선도의 행공(行功)

　그러므로 몸에는 정(精)이 기(氣)를 생(生)하고 기(氣)가 신(神)을 생(生)하는 것이니 양생(養生)의 으뜸은 정(精)을 충일(充溢)시키는 것을 삼는 것이다.
　그리고 이 정(精)은 오장육부(五臟六腑)와 온몸에 고루 보내지는 것이니 정(精)이 고갈(枯竭)한다는 것은 몸이 마른다는 것이며 몸이 마르면 마치 나무가 물을 잃어 말라 죽는 것과 같은 이치로 사람도 요사(夭死)하는 것이다.
　그러므로 옛 선인(先人)들은 한결같이 여색(女色)을 생각지도 말라 하였다. 여색(女色)을 생각하면 꿈에 설(泄)하는 수가 있기 때문에 한 말이다.
　그와 같이 지극히 여겼으므로 원기왕성(元氣旺盛)하게 장수(長壽)한 일은 역사속에 수 없이 찾아 볼 수 있는 것이다.
　특히 도인들의 행적 가운데는 상상도 못할 얘기가 많은 것은 그분들은 우리가 상상할 수 없는 수도(修道)의 결과(結果)로 얻어진 것임을 알아야 한다.
　그러므로 국선도 수도에는 그 시초가 정(精)이 모이는 돌단자리에 모든 정(精)을 모으려는 심정에서 출발하여 정(精)이 충만(充滿)하면 기(氣) 장(壯)하고 기(氣)가 장(壯)하면 신(神)이 명(明)한 것이므로 정기신(精氣神) 삼단(三丹) 돌단자리〔하단전(下丹田)〕숨쉬기의 행공(行功)을 하는 것이다.
　그리고 숨을 쉬는 것도 우리의 기후, 풍토에 있어 그에 맞게 해야 하는 것이다.
　기후, 풍토에 맞게 한다는 것은 더운 지방에서는 내쉬는 것을 오래 하여 주어야 하고, 추운 곳에서는 아랫배에 숨을 내쉬나 마시나 항상 힘을 의식적으로 넣고 있는 숨쉬기를 하여야 추위를 덜 느끼는 숨쉬기가 될 것이다.

그러나 우리는 사시(四時)가 분명(分明)한 곳에 살기 때문에 축기(蓄氣)시키는 숨쉬기로써 숨을 마시고 내쉬고 하는 음양조화(陰陽調和)로부터 조식(調息)하고, 나아가 마시고 멈추는 것을 길게 하여 축기(蓄氣)가 되게 하는 것이니, 그 오묘한 숨쉬기는 각각 수도단계에 따라 자세히 밝히겠거니와 모두 천지(天地)의 이(理)에 합(合)하도록 되어 있음에 감탄을 금치 못하며, 몸과 마음에서 실지로 변화되어 감을 스스로 입증하게 되니 그 효과는 수도자(修道者) 스스로 알고 있는 것이다.

제6절 호흡(呼吸)의 중요성(重要性)

사람은 누구나 숨을 쉬지 않고는 한 시간도 생명(生命)을 유지(維持)할 수 없으나, 음식은 하루 아니 며칠을 안 먹어도 살 수가 있다.

이와같이 중요한 숨쉬기는 사람의 생명(生命)과 직결(直結)되어 있는 것은 물론이거니와 장부(臟腑)의 각 기능(機能)과 불가분의 관계(關係)를 갖고 있다.

그러므로 한 사람의 건강을 진찰 하는데 그 사람의 숨쉬는 것을 잘 살펴보면 그의 맥박(脈搏)을 알 수 있다.

맥(脈)을 알면 그 사람의 병(病)을 쉽게 알 수 있다. 현재

제4장 국선도의 행공(行功)

한의(漢醫)에서 주(主)로 사용(使用)하고 있거니와 숨쉬기가 순조롭고 고르면〔조식(調息)〕장부(臟腑)가 건전하여 건강하고, 숨쉬는 것이 거칠고 고르지 못하면 몸에 이상(異常)이 있으며 허약한 것이다.

그렇다면 건강하고 장수(長壽)하려면 어떻게 하면 되는가? 문제는 이것이다!

이 문제(問題)의 열쇠는 국선도 단리(丹理)에 있다.

단리(丹理)에는 천지(天地)의 이(理)에 맞는 것을 구비(具備)하고 있으며 또한 정확(正確)하다. 정확(正確)하므로 좋은 결과(結果)가 나오는 것이다.

그리고 선인(先人)들의 오랜 체험과 자각(自覺)과 자증(自證)의 결과(結果)로 성립(成立)된 까닭으로 그 정확도(正確度)가 확실(確實)한 것이기도 하다.

그러므로 국선도의 단리(丹理)가 중요(重要)한 것이다. 뿐만 아니라 심각한 대기 오염으로 인하여 발생(發生)하는 공해(公害)로부터 생명(生命)을 유지하고 건강하게 살자면 더욱이 국선도의 단리(丹理)가 절실히 요구되며, 돌단자리로 숨쉬고 몸을 고르는 동작(動作)은 우리 몸 안에 정력(精力)의 원천(源泉)이 되는 것이다.

모든 힘은 돌단자리〔하단전(下丹田)〕로부터 발생(發生)하여 사람들의 각 기관(器管)에 보급된다.

쉬운 예를 들면 우리가 무거운 물건을 들려고 할 때 무의식적(無意識的)으로 아랫배에 힘을 주게 된다.

이것은 몸 스스로가 정력(精力)을 발동(發動)시켜 힘을 충일(充溢)시키는 것이며 추운 겨울에도 아랫배에 힘을 주면 추위를 덜 느끼는 것도 또한 그러한 원리다.

그리고 배에 힘이 강한 자(뱃심 좋다.)는 담(膽)도 강하고 머리도 영리하다고 하였다. 이런 우리 옛말들도 일리가 있다고 본다.

돌단자리 숨쉬기와 고요한 몸놀림을 하는 가운데 정(精)이 충일(充溢)하면 기(氣)가 장(壯)하여지고 따라서 신(神)이 명(明)하여진다는 것이다.

이 원리는 정수기(精隨氣) 기수신(氣隨神)의 단학(丹學) 원리(原理)인 것이다.

옛 글에도 사람이 정(精)이 충일(充溢)하면 정(精)으로 말미암아 기(氣)가 생기고, 기(氣)가 장(壯)하면 기(氣)로 말미암아 신(神)이 왕(旺)하는 것이니 양정(養精) 양기(養氣) 양신(養神) 즉 가(可)히 진도(眞道)를 얻으리라 하였거니와, 돌단자리[하단전(下丹田)] 숨쉬기로 정(精)이 충일(充溢)하면 후끈한 단기(丹氣)의 열(熱)을 느끼고 그 기(氣)는 머리에 모여 장(壯)하여 지고, 따라서 그 기(氣)가 오르고 내리는 가운데 심부(心部)에 신(神)이 명(明)하여 진다는 삼위일체(三位一體)의 원리(原理)다.

그러나 거기에서 그치지 않고 정기신(精氣神)은 각 경락(經絡)을 유통(流通)하고 승강(昇降)하므로 기혈(氣血)순환을 원활히 하여 주며 모든 병폐를 제거시키는 것이다.

병폐가 제거되면 축기(蓄氣)가 되고, 축기(蓄氣)는 막강한 힘으로 나타나고 나아가 도력(道力)으로 나타나는 것이다.

제 7 절   조신(調身)과 기(氣)

조신(調身)이란 몸을 균형(均衡) 있고 고루 움직여 주는 동작(動作)을 말하는 것이다.

우리는 누구나 자기(自己) 나름대로의 운동(運動)을 하지 않으면 안된다. 몸을 움직이는 것은 모두 운동이다.

운동(運動)에는 소극적(消極的)인 방법(方法)과 적극적(積極的)인 방법(方法)으로 대별(大別)할 수 있으며 또한 정적운동(靜的運動)과 동적운동(動的運動)이 있다. 이들 운동의 목적은 다양(多樣)하다.

자기 스스로 자신(自身)을 위한 체력단련의 운동과 취미와 소질에 따라 다를 것이다. 축구, 배구, 농구 등의 구기 운동과 유도, 태권도, 합기도 등이나 개인 기록을 위주로 한 개인 운동과, 특히 여성들이 즐겨 하고 있는 무용이나 미용체조 등 아름다운 몸매를 가꾸기 위한 운동이라든가 고급 운동으로 불리는 골프, 승마, 그리고 대중성이 있는 등산(登山)이라든가 수영(水泳) 등 수없는 운동(運動)이 있다.

이러한 모든 운동은 개성에 따라 적절하게 계속 하면 좋은 운동이 될 것이다. 그러나 좋은 운동(運動)을 매일(每日) 적당한 양(量)을 충족(充足)시킬 수 있다는 것은 특별한 경우를 제외하고는 어려움이 따를 것이다.

또한 이러한 외형적(外形的)인 운동(運動)은 젊었을 때는 높은 차원의 기술과 강건한 체력을 유지(維持)할 수 있으나, 나이가 많거나 운동량(運動量)이 부족하면 곧 질병(疾病)이 침투하려고 든다.
 그 이유는 우선 몸의 조화(調和)가 깨지기 때문이며, 또한 운동을 하다 보면 자기도 모르는 사이에 몸과 마음을 과격하게 할 수도 있으므로 여기에서 나타나는 후유증으로 인하여 발생(發生)하게 되는 병폐(病弊)인 것이다.
 그리고 질병(疾病)도 육체적으로 오는 병과 정신적으로 오는 병이 있으니, 이 두 가지 병(病)의 원인(原因)을 어떻게 하면 적절(適切)하게 사전(事前)에 방비(防備)할 수 있는가에 따라 건강을 계속 유지(維持)할 수도 있고, 병(病)으로 고생을 하며 살아야 하는 수도 있는 것이다.
 그렇다면 적당한 운동으로 한정된 정력(精力)을 적절하게 소모(消耗)하는 것도 중요(重要)한 일이지만 한정된 정력(精力)을 양정(養精)하며 힘을 발휘하는 것은 더욱 중요할 것이다.
 더욱이 무술에 있어서는 절실하게 요망되는 것인 내공(內功)의 힘인 것이다.
 부분적인 운동은 전체적(全體的)인 운동만 못하고, 전체적인 운동은 내공(內功)을 갖춘 전체적인 운동만 못하고, 너무 힘겨운 운동은 노쇠(老衰)가 빨리 오며 한 쪽으로 치우친 운동은 몸의 균형에 조신(調身)의 조화(調和)가 되지 못하여 신체적 장해(障害)를 일으킨다.
 그리고 주의할 점은 갑자기 남들이 하니 나도 할 수 있다는 식의 운동은 몸을 약화(弱化)시키고 마는 결과를 가져오게 되며, 노약자(老弱者)가 연령을 고려치 않고 젊은 사람들이 하니까 나이는 들었어도 나도 하여야겠다는 젊었을적 생각으로 무리한 운동을 하면 특히 위험에 빠지는 수가 있다는 사실(事實)도 알아야 할 것이다.

옛말에 몸은 늙었어도 마음은 늙지 않는다는 말과 같이 젊었을적 생각을 하는 무리한 운동은 스스로 금하여야 되는 것이다. 항상 운동은 자기 몸에 맞도록 하는 것이 건강을 지키는 길임을 알아야 한다.

그러나 여기에서 누구에게나 권하고 싶은 말은 모든 운동을 하기에 앞서 국선도의 조신(調身)으로 몸을 고르고, 조심(調心)으로 마음을 고르고, 조식(調息)으로 숨을 고르고 난 다음에 각자(各自) 자신(自身)이 하는 운동(運動)을 하여 보면 현저한 차이가 있음을 알게 되고, 또한 무병(無病)하고 장수(長壽)하게 되는 비법(祕法)임도 그 효과(效果)로 입증(立證)하게 될 것이 분명(分明)하다.

제8절 수도(修道)의 주의사항(注意事項)

국선도 수도에는 몸과 마음에 있어 주의하여야 할 점이 많다. 수도장(修道場)에서 주의 할 점과 항시 주의할 점 등이다.

그러나 낱낱이 밝힐 수 없으나 몇 가지씩 요약하여 밝히면

국선도

다음과 같다.

- 식사는 돌단 숨쉬기[행공(行功)]를 하는 데 무리가 없는 시간을 두고서 할 것.
- 대소변(大小便)은 돌단 행공을 하기에 앞서 행공(行功)에 지장이 없도록 할 것.
- 술을 과하게 마셨을 때는 행공(行功)을 하지 말고 몸조리부터 할 것.
- 싫은 음식은 권하여도 피하고, 몸은 항시 따뜻하게 보호할 것.
- 행공(行功)시 허리띠를 바짝 조여서 매지 말고 도복도 여유있는 것을 입을 것.
- 행공(行功)시 양말, 장갑, 안경, 손목시계, 반지, 목걸이, 팔찌 등은 벗어놓을 것.
- 모든 동작과 숨쉬기는 절대로 무리하게 하지 말고 몸에 맞게 할 것.
- 행공(行功)에 방해가 되는 생각과 말과 행동은 하지도 보지도 듣지도 말 것.
- 행공(行功)에 대한 신념(信念)과 성의(誠意)가 있어야 정충(精充)으로 전신(全身)이 튼튼하여진다.

※ 방사(房事)를 금하고 정충(精充)에 힘써야 된다. 축기(蓄氣)중에 방사(房事)는 모든 것이 헛수고가 되는 것

이므로 축기(蓄氣)중에 방사(房事)는 엄금한다.

그런데 이런 경우 간간이 꿈속에서 사정하는 몽유증(夢遺症)이 생기는 수가 있으니, 이러한 때는 잠 잘 때 언제나 몸보다 발이 덥도록 하여야 된다. 여름에도 발에는 덥게 무엇으로 덮거나 양말을 신거나 하여 발이 몸보다 덥게 하여야 하고 절대 차가우면 안되는 것이다.

그리고 잘 때에 생식기 부위에 물건이 닿지 않도록 하고 항상 음탕한 생각이나 그러한 소설, 잡지 등의 책을 보지 말아야 되는 것이 중요하다.

※ 몸속을 덥게 하고 기혈(氣血)순환을 돕기 위하여 양손을 마주 비벼서 열이 나면 양손을 교차하여 왼 손은 오른쪽 배부위를 오른 손은 왼쪽 배부위를 은은히 위로부터 아래로 문지르기를 하여 준다. 시간이 나는대로 아침, 저녁으로 하면 좋다.

십여 차례 하고서 다시 손을 비벼 열이 나면 십여 차례 하여주기 3회(三廻) 정도 하면 된다.

그리고 숙달되면 서서히 힘을 가볍게 주고 아랫배에서 위로 올리고, 위에서 아래로 내리고를 하여 보는 것을 무리하지 않게 시도하는 것이다.

이것도 3회(三廻) 정도 하고, 처음에는 언제나 숨을 마시고 하다가 숙달되면 내쉬고도 하여 주는 것이니, 이 모두가 행공(行功)을 돕는 몸 동작이다.

국선도

　이외에도 차원을 높여 가며 하여야 할 일, 하지 말아야 할 일들이 있으나, 사람이 자고나면 반드시 하여야 할 일이 있으니 이는 자고나서 그대로 일어나지 말고 반듯이 누워 척추를 아래 위에서 당기는 듯이 생각하고, 손끝 발끝에 은은히 힘을 보내며 기지개를 크게 키는 것이다.
　이때 척추를 움직이며 숨은 마시고 멈춘 상태에서 하는 것이 효과적이다. 2회 정도 한다.
　그 다음에 서서히 엎드려서 똑같은 방법으로 2회 정도 하고서 편안히 잠시 엎드려 있다가, 양손 어깨 부위에 대고 목 척추 마디 마디를 순서대로 손을 뻗쳐 들어올리되 배꼽이 바닥에서 떨어져서는 안된다.
　완전히 든 다음 왼쪽으로 상체틀어 왼쪽을 바라보고 서서히 다시 숨을 내쉬며 가운데에서 토하고, 다시 숨을 마시고 오른쪽으로 몸을 틀면서 오른쪽 바라보고 숨을 내쉬며 고개를 반듯이 하고 순서대로 몸을 낮추는 것이다.
　그리고 난 다음에 천천히 일어나 몸의 상체를 앞으로 숙였다 뒤로 젖혔다 옆으로 왼 쪽과 바른 쪽으로 2회 정도 하고, 몸에서 힘을 빼고 손을 축 늘어뜨린 채 왼쪽 오른쪽으로 가볍게 돌려 주고 크게 숨쉬기를 하고 난 다음에 각자 나름대로 자기가 할 일을 하는 것이 가장 효과적이다.
　그러니 모든 짐승도 자고 나면 기지개를 켜며 척추운동을 2회 이상 하고야 몸을 움직여 다니는 것임을 알아야 한다.
　더욱이 만물의 영장인 사람으로서야 당연한 일이 아닌가.
　식사 뒤에 백보(百步)를 걸어야 된다는 얘기나, 밥먹고 바

제4장 국선도의 행공(行功)

로 누우면 소가 된다는 얘기는 반드시 음식을 먹고 나면 소화가 잘 되도록 몸을 움직여야 하고, 움직이는 시간을 가져야 한다는 얘기를 그와같이 옛 분들께서 말하였다는 사실도 음미하고 실천해야 하는 것이다.

그리고 옛 분들은 한결같이 무거운 물건을 들 때 아랫배에 힘을 주라고 하였다.

아랫배란, 배꼽 밑을 아랫배라 하는 것이니, 이는 정충(精充)의 원리(原理)에 두고 한 말이다.

그러므로 우리는 선인(先人)앞에 많은 것을 얻어가지면서 참 뜻을 찾지 않고 흘려보내고 마는 안타까운 일이 많은 것이다.

제 5 장 수련의 변화와 과정

제1절 변화의 과정
제2절 수련의 과정
제3절 국선도 수련의 비결

제5장 수련(修煉)의 변화(變化)와 과정(過程)

제1절 변화의 과정

1. 중기단법(中氣丹法)

수도(修道)를 하는 가운데 여러 가지의 변화(變化)가 일어난다.

여기서는 중기단법(中氣丹法)의 수도(修道)중에 나타나는 변화를 밝히겠다. 그 변화도 정신적(精神的)인 변화와 육체적(肉體的)인 변화가 있으며 정상적(正常的)인 변화와 비정상적(非正常的)인 변화가 있다. 그렇다면 어떠한 것이 정상적인 변화가 되며 어떠한 것이 비정상적인 변화인가를 밝히겠다.

청산(靑山)은 중기단법(中氣丹法)을 1년 가까이 수도(修道)하였다. 그러나 현 사회(社會)에서 생활(生活)하는 사회인(社會人)은 모두 시간의 제한을 받게 되므로 만부득이 3개월 이상으로 지도자의 지시에 따라 중기단법(中氣丹法)을 마치게 하였으며, 수도(修道)하는 시간도 산(山)에서는 8시간 이상 수도(修道)하였으나 현재(現在) 1시간 20분에 모두를 마치게 하고 있다.

그러나 그러한 시간도 길다고 더 짧은 시간(時間)을 요구하고 있는 실정이기도 하니 건강과 생명(生命)에 관계가 있는 시간마저 쫓기게 된 우리의 오늘날 현실이 원망스럽기도 하다. 그러나 하루에 1시간 20분이라는 수도(修道)에도 정신적(精神的) 육체적(肉體的) 변화가 발생하게 된다.

또한 변화(變化)의 차이도 여러 형태로 다양하다. 소리를 지르거나 몸을 몹시 떠는 사람, 손만 흔드는 사람, 돌단자리가 더운 사람, 시원한 사람 등 일정하지가 않다.

그 이유는 수도의 원리(原理)와 방법은 같으나 수도자(修道者)는 다양한 까닭이다.

심리(心理)의 차이(差異), 생리(生理)의 차이(差異), 음체(陰體)와 양체(陽體)의 차이(差異), 체질(體質)의 차이(差異), 연령(年齡)의 차이(差異), 무병(無病)과 유병(有病)의 차이(差異), 수도자(修道者)의 성심(誠心)과 성의로 얼마나 하였느냐의 차이(差異) 등 수없는 차이가 있는 것을 볼 수 있다.

그러나 그 많은 변화를 다 밝히는 것도 중요하겠으나 다음에 밝히기로 하고 우선 일반적으로 대개 나타나는 현상(現象) 가운데에서 수도자(修道者)가 알고 있어야 할 점을 밝히려 한다.

제 5장 수련(修煉)의 변화(變化)와 과정(過程)

(1) 정상적인 변화현상(變化現象)
- 수도(修道)를 하고 나면 기분이 상쾌하다.
- 몸이 경쾌하고 유연하다.
- 몸이 가볍고 발걸음도 가볍다.
- 잠이 잘 오고 깊은 잠에 든다.
- 대소변이 순조롭고 소화가 잘 된다.
- 시장기를 느끼고 식사량이 는다.
- 트림이 자주 나고 방귀가 나온다.
- 손과 발에 윤기가 나고 덥다.
- 맥박이 고르고 정상적으로 뛴다.
- 몸에 병(病)이 있는 자(者)는 스스로 좋아진다.
- 돌단자리가 더워지며 진동(振動)한다.
- 돌단자리가 시원하며 진동(振動)을 한다.

※ 여기에서 시원하면서 진동(振動)이 오는 자(者)는 양체(陽體)이고 더워지며 진동(振動)이 오는 자(者)는 음체(陰體)인 것이다. 그리고 양적 체질(陽的 體質)은 시원하거나 찬 기운을 느끼고 설변(泄便)을 보는 수도 있으나 그것은 비정상적(非正常的) 변화가 아니라 정상적(正常的) 변화로서 장부(臟腑)의 노폐물을 몸 스스로 제거시키는 것임을 알아야 한다.

그리고 특별한 체질을 가지고 있거나 질병(疾病)이 있다고 하여도 성심(誠心)으로 수도(修道)하면 중기단법(中氣丹法)

에서도 단열(丹熱)을 느끼고 진동(振動)을 하고 마음은 맑고 몸은 건강하며 질병(疾病)이 자연히 나아지기도 한다. 그러나 처음 시작부터 무리하게 하는 것은 금하고 각자에 따라 알맞게 지도한다.

뿐만 아니라 스스로도 자기(自己)의 몸에 알맞게 하는 것도 중요한 것이다.

(2) 비정상적인 변고현상(變故現象)
- 횡경막 근처가 답답하고 아프다.
- 명치가 묵직하고 소화가 안된다.

※ 이러한 증상은 단전호흡(丹田呼吸)이 아닌 복식호흡(腹息呼吸)으로 힘을 무리하게 주고 한 까닭으로 일어난 것이므로 올바른 돌단자리〔下丹田〕 숨쉬기〔呼吸〕를 지도(指導)받고 수도(修道)를 하여야 하며 과일이나 공복에 소금물을 조금씩 마시면 이러한 두 가지 비정상적 변고는 사라진다.

- 기분이 불쾌하고 짜증스럽다.
- 머리가 아프고 눈에 피로가 온다.
- 몸이 노곤하고 매사에 의욕이 없다.

※ 원인은 수면 부족이거나 갑작스러운 충격을 받게 되거나 근심을 많이 하거나 잡념을 가지고 수도하면 그러한 현상이 일어난다.

제5장 수련(修煉)의 변화(變化)와 과정(過程)

이러한 때는 충분한 휴식과 산책이 좋으며 여러 사람과 만나 즐거운 시간을 갖는 것도 좋으며 잡념이 심하면 선도주(仚道住)를 계속하여 암송하는 것도 좋다.

- 좀 나아지는 듯하던 질병(疾病)이 다시 나빠지는 수가 있고,
- 옛날에 앓고 난 병이 다시 도지는 수가 있다.

※ 이는 병의 재발(再發)이 아니라 근치(根治)의 변화과정(變化過程)으로 알아야 한다. 얼마간 계속 수도하면 절로 나아진다. 다소의 병균이 남아 있다가 사라지는 변화과정인 것이다.

수도장(修道場)은 결코 병원은 아니다. 그러나 수도(修道)의 효과(效果)로 자연치병(自然治病)이 될 뿐이므로 선인(先人)은 말하기를 이도이치병(以道而治病)이라 하여 도(道)로써 병을 치료(治療)하는 것이 의자(醫者)의 도리(道理)라 하였던 것이다.

2. 건곤단법(乾坤丹法)

건곤단법 행공을 하는동안 누구나 수도에 따르는 변화가 나타난다. 그 정상적인 변화를 국선도가 목적하는 변화이나, 수도의 방법과 동작요령을 모르거나 무리한 행공을 임의로 할때는 비정상적인 변화가 일어난다.

국선도

(1) 정상적인 변화
- 행공(行功)을 하면 피로가 풀린다.
- 몸이 가볍고 경쾌하다.
- 손발에 힘이 옴을 느낀다.
- 행공시(行功時) 동작(動作)이 힘들지 않고 잘 된다.
- 마음이 유쾌하고 기분이 좋다.
- 모든 면에 인내력이 생겨 스스로 참고 견디어 낸다.
- 몸에 이상이 있던 곳이 나아져 없어진다. 또는 없어져 감이 빠르다.
- 잠이 잘 오고 잠을 자면 숙면이 된다.
- 손발이 덥고 열기가 높아 겨울에도 이불을 손발에 덮을 수가 없다.
- 몸의 진동(振動)을 느끼며 또는 강하게 단전(丹田)이 따뜻하며 진동(振動)이 심하다.
- 손발이 덥고 임독(任督)이 트이는 듯 더운 기운이 돌아감을 느낀다.
- 등산(登山)을 하여도 힘이 솟고 숨이 차지 않으며 노장(老壯)도 몸이 가볍다.
- 돌단자리가 따뜻해지는 자와 시원한 자, 차가운 듯한 자는 다 체질(體質)관계며, 또한 진동을 가볍게 지나치는 자와 심하게 하는 자도 체질관계이니 남의 행동(行動)에 따르지 말 것. 특히 아무런 큰 변화를 느끼지 못하며 몸이 좋아지는 변화도 있으니, 이도 체질관

제5장 수련(修煉)의 변화(變化)와 과정(過程)

계이다.

※ 특히 심한 진동은 스스로 자제하여야 하는 것이니, 마음으로 몸을 다스리는 공부가 중요한 것이다. 익숙치 못하면 깊은 내공수도에 깊이 들어갈 수 없으니, 마음으로 몸을 자유자재하는 진아공부(眞我工夫)가 중요한 것이다.

(2) 비정상적인 변고
- 피로하고 또 행공(行功)하면 피로가 쉬 온다. 항시 머리가 무겁다.

※ 이는 돌단자리에 힘을 너무 주고 하였거나, 유행성 감기가 있는 경우에도 온다. 특히 술, 담배로 인하여 나타나는 수도 있다. 잘 관찰하여 지도를 받아야 한다.

- 몸이 무겁고 손발에 힘이 없고, 행공(行功)하기도 힘들다.

※ 이러한 증세는, 대개 전에 앓았거나 근래에 가지고 있는 병으로 오는 수가 있으며 특히 정욕(精慾) 낭비로 척추에 이상이 함께 오는 수가 있으니, 산책과 과일류를 먹으면 좋아진다. 사과, 토마토, 된장찌개가 특효이다.

- 마음이 불쾌하고 쓸데없는 공상을 하며, 깊은 잠이 들지 않고 놀래기를 잘 한다.

※ 공기(空氣)가 탁하거나 방에 복잡한 것이 있거나, 스스로 근심되는 일이 있을 때에 많이 나타나는 증세로서 마음을 안정하여 잠을 충분히 취하면 모두 풀리나, 잠이 잘 오지 않으면 정심시각도행(正心視覺道行)을 마음 속으로 암송하면 잠이 잘 온다.

모든 잡념을 버리고 일심(一心)으로 암송하여야 한다. 자고 나서는 물이나 과일을 좀 먹으면 더욱 효과적이다. 식후(食後)에 반드시 산책을 3백보 이상하고 저녁에는 발을 꼭 씻고 자리에 누우면 특히 잠이 잘 온다.

- 질병(疾病)이 옛날에 다 나았는데 도지는 수가 있고 침이나 뜸자리가 아픈 수도 있다.

※ 이러한 것은 변화기(變化期)에 발생하였다가 완치(完治)되는 것이며, 도지는 것은 잠복되어 있던 것이 돌단 행공(行功)으로 다시 나타나는 것이며, 한 번 나타나 완치(完治)를 보게 되기도 하고 수차 반복하여 완치되기도 한다.

3. 원기단법(元氣丹法)

원기단법(元氣丹法)은 중기(中氣), 건곤단법(乾坤丹法)과 더불어 정각도(正覺道)의 육체적(肉體的) 마지막 단법(丹法)으로서 앞으로 수도(修道)할 통기법(通氣法)의 초입(初入)이 된다.

제5장 수련(修煉)의 변화(變化)와 과정(過程)

그러므로 약 7~8개월 동안 정진(精進)하면 상당히 깊은 경지(境地)에 들어가게 되므로 심신(心身)의 여러 가지 변화(變化)가 나타난다.

(1) 정상적인 변화
- 질병(疾病)이 자연퇴치(自然退治) 되었다.
- 흰머리가 검어졌다. 검버섯이 없어졌다.
- 피부에 탄력이 생겼다.
- 체중이 정상화 되었다.
- 마음이 상쾌하고 평화롭다.
- 스스로 착하고 점잖은 마음이 생겼다.
- 너그럽고 관대하다.
- 새로운 힘을 느끼고 힘이 난다.
- 몸에 진동이 심하게 오는 수가 있다.

(2) 비정상적 변고
원기단법(元氣丹法)이 끝날 무렵에는 심리적 변동기(心理的 變動期)요 급기(急機)라고도 본다.
심리적(心理的)으로 보면 정신(精神)이 집중(集中)되고 어떤 신뢰감(信賴感)이 집중(集中)되면 최면(催眠), 암시적 현상(暗示的 現象)이 자연 발생(自然 發生)하게 되므로 환시(幻視), 환청(幻聽), 환각(幻覺) 등 환상적 현상(幻像的 現象)이 일어나는데, 현상자체(現象自體)는 심리적 자연작용(心理的 自然作用)이므로 비정상(非正常)은 아니다.

그러나 그것은 아직 객관적(客觀的)으로 성립(成立)될 정도의 도력(道力)을 가질 수 있는 단계(段階)는 아니므로 오인(誤認), 오도(誤導)되지 말고 정신(精神)을 맑게 가지고 기(氣)를 하단전(下丹田)에 집중하고 호흡(呼吸)을 조식(調息)함으로써 마음의 정상화(正常化)를 찾아야 하며 특히 지도자(指導者)의 가르침을 따라야 되는 것이다.

4. 진기단법(眞氣丹法)

진기단법(眞氣丹法)은 삼합(三合), 조리단법(造理丹法)과 더불어 통기법(通氣法)의 첫 단계요, 고단(高段)의 단법(丹法)인 선도법(仚道法)에 거의 접근(接近)하는 본격적(本格的)인 단법(丹法)이다. 그러므로 비로소 본격적인 심신(心身)의 변화(變化)가 현저히 일어남을 실감(實感)한다. 적어도 1년 이상 수련(修煉)하는 동안 실력(實力)을 얻을 수 있다.

(1) 정상적인 변화현상

비로소 임독맥(任督脈)이 완전히 트이며 기(氣)가 전신(全身)에 통하기 시작하나 아직 초입단계(初入段階)임을 명심(銘心)해야 한다.

도(道)의 길은 앞으로 삼합(三合), 조리(造理) 그리고 선도적(仚道的) 수련(修煉)의 단계(段階)가 남아 있다는 것을 잊어서는 아니된다. 도력(道力)이 점진(漸進)함에 따라 겸허(謙虛)한 마음을 가져야 한다.

- 임독(任督)이 완개(完開)하기 위한 전조(前兆)로서 몸에 진동이 다시 오며 때로는 호흡이 막히는 듯 고통도 온다.

  이때는 안정(安定)하고 지도(指導)를 받으며 호흡(呼吸)을 잘 조절(調節)하여 진기단법(眞氣丹法)에서 설명한 원리(原理)를 따라 임독(任督)을 열고 상하전후(上下前後)로 기(氣)를 유통(流通)하는 방법을 따라야 한다.

  그러므로 진기단법(眞氣丹法)의 행공(行功)부터는 지도(指導)가 반드시 필요한 것이다.

- 암시적능력(暗示的能力)이 생겨 객관적 예지현상(豫知現象)도 없지 않으며 머리가 매우 밝아져서 총명(聰明)해지며 따라서 주관적인 환상(幻像)도 많이 일어날 수도 있다.

  심리(心理)가 완전히 집중이 되어 정상적인 작용을 하면 환상(幻像)이 아니라 객관적인 예지적 현상(豫知的 現象)도 나타날 수 있는 것이다.

  그리고 진기(眞氣)로 얻어지는 체력(體力)의 증진(增進)은 원기단법수련시(元氣丹法修煉時)에 비할 바 없이 더욱 강해짐은 말할 것도 없다.

(2) 비정상적인 변화현상(變化現象)

다른 변화(變化)가 일어나는 현상은 이미 수련(修煉)하는 가운데서 얻은 경험(經驗)으로 스스로 해결할 수 있으나 이 단계(段階)에서 특히 주의해야 할 것은 심리적(心理的)인 변화에 대한 것이다.

　진기단법(眞氣丹法)을 수련(修煉)하게 되면 임독(任督)의 유통현상(流通現象)이 나타나므로 스스로 자만심(自慢心)이 생겨 도인(道人)이나 된 것처럼 생각이 되어 사범(師範)이 될 만한 능력이 있다고 자부(自負)하게 되는 이가 없지 않을 것이다. 그러나 도(道)의 길은 아직 멀다.

　국선도(國仚道)의 길에 들어서려고 하면 적어도 삼합(三合)이나 조리(造理)에서 수련(修煉)하는 기공호흡(氣孔呼吸)의 신비(神祕)를 체득(體得)하지 못하고서는 국선도(國仚道)를 알았다고는 생각조차 말아야 한다.

　그러므로 우선 도(道) 앞에 겸허(謙虛)해야 하고 도(道)를 두려워해야 한다. 언제나 정심정각(正心正覺)이 필요하니 오만해서도 아니되고 중단(中斷)해서도 아니된다.

　자신력(自信力)은 좋으나 자만심(自慢心)은 경계해야 한다.

　이러한 마음으로 일어나는 위기(危機)를 극복(克服)하면 이미 진기단법(眞氣丹法)의 수련방법(修煉方法)에서 설명한 도법(道法)을 그대로 수련함으로 국선도(國仚道)의 문 안에 들어설 수 있는 자격을 얻을 수 있을 것이다.

5. 기타(其他)

　진기단법(眞氣丹法)이 끝나면 삼합(三合), 조리(造理)가

제5장 수련(修煉)의 변화(變化)와 과정(過程)

있고 그후에는 국선도 수련(國仚道 修煉)의 최후(最後)인 세 단법이 있다. 삼합, 조리의 수련단법(修煉丹法)은 그 수련과 정(修煉過程)에서 설명하겠거니와 이미 진기단법(眞氣丹法)을 무사히 끝마친 수련자(修煉者)의 능력이면 그때그때 일어나는 변화(變化)는 스스로 감지(感知)할 것이요, 따라서 처리할 수 있을 것이다.

그리고 조리단법(造理丹法) 이상의 선도법(仚道法) 단계의 변화 현상은 지금 설명을 하여도 아무도 알 사람이 없으므로 비법(祕法)이라 하는 것이다. 통기법(通氣法)의 실력자가 나오면 청산(靑山)은 서슴치 않고 그에게 모든 것을 전수(傳授)할 것이다.

제2절 수련(修煉)의 과정(過程)

$$\begin{array}{l}陰 = 正覺道 (中氣, 乾坤, 元氣) \; 肉體的 \\ \quad\text{음} \quad\text{정각도}\quad\text{중기}\;\text{건곤}\;\text{원기}\quad\text{육체적} \\ + \qquad\qquad\qquad\qquad\qquad\qquad\quad + \\ 陽 = 通氣法 (眞氣, 三合, 造理) \; 精神的 \\ \quad\text{양}\quad\text{통기법}\quad\text{진기}\;\text{삼합}\;\text{조리}\quad\text{정신적} \\ \| \qquad\qquad\qquad\qquad\qquad\qquad\quad \| \\ 合 = 仚道法 (三淸, 無盡, 眞空) \; 合實 \\ \quad\text{합}\quad\text{선도법}\quad\text{삼청}\;\text{무진}\;\text{진공}\quad\text{합실}\end{array}$$

$$『\,精神 + 肉體 = 生命$$
$$\;\;\;\text{정신}\quad\;\text{육체}\quad\;\text{생명}$$
$$\;\;生命 + 宇宙 = 仙人\,』$$
$$\;\;\;\text{생명}\quad\;\text{우주}\quad\;\text{선인}$$

국선도

도단층(道段層)

- 正覺道：四百三十三動作(三段階呼吸)
  정각도　사백삼십삼동작　삼단계호흡

  　　　　一修부터　六修까지：中氣丹法(五十動作)
  　　　　　일수　　　　육수　　　　중기단법 오십동작

  　　　　　　　　　　　　　　乾坤丹法(二十三動作)
  　　　　　　　　　　　　　　건곤단법 이십삼동작

  　　　　一煉부터　六煉까지：元氣丹法(三百六十動作)
  　　　　　일련　　　　육련　　　원기단법 삼백육십동작

- 通氣法：七動作
  통기법　칠동작

  　　　　一智부터　十智까지：眞氣丹法(五動作)
  　　　　　일지　　　　십지　　　진기단법 오동작

  　　　　一地부터　十五地까지：三合丹法(二動作)
  　　　　　일지　　　　십오지　　삼합단법 이동작

  　　　　　　　　　　　　　　造理丹法
  　　　　　　　　　　　　　　조리단법

- 仸道法：空, 眞, 我, 三淸丹法, 無盡丹法, 眞空丹法
  선도법　공　진　아　삼청단법　무진단법　진공단법

  (석가가 十地요, 관세음보살이 八地라 한다. 西山大師가 五地요, 사명대사가 四地라 하나 仸法의 道段과 다른가 한다.)

제5장 수련(修煉)의 변화(變化)와 과정(過程)

선순문(仗順文)

心身一如는 正覺之道
심신일여　　정각지도

正覺之道는 通氣生生
정각지도　　통기생생

通氣生生은 天人妙合
통기생생　　천인묘합

天人妙合은 自然乘氣
천인묘합　　자연승기

自然乘氣는 大氣大乘
자연승기　　대기대승

大氣大乘은 天眞仗人
대기대승　　천진선인

『丹田行功 自然和氣
　단전행공　자연화기

天人妙合 可得眞理
천인묘합　가득진리

活計眞理 無窮造化
활계진리　무궁조화

自然乘時 救活蒼生』
자연승시　구활창생

제 3 절 국선도 수련의 비결(祕訣)

　국선도수련(國仚道修煉)의 과정은 3단계로 분류할 수 있고 각 단계에는 또한 각기 삼단법(三丹法)이 있어 중기단법(中氣丹法), 건곤단법(乾坤丹法), 원기단법(元氣丹法)이 그 첫단계로서 이것을 정각도(正覺道)의 수련(修煉)이라 하고 진기단법(眞氣丹法) 삼합단법(三合丹法) 조리단법(造理丹法)이 다음으로 높은 단계로서 이것을 통기법(通氣法)의 수련이라 하고 다음으로 삼청단법(三淸丹法) 무진단법(無盡丹法) 진공단법(眞空丹法)이 가장 높은 차원의 단계로서 선도법(仚道法)의 수련이라고 한다.
　그러므로 이 수련도장(修煉道場)을 혹은 정각도수련(正覺道修煉)이라고도 하며 혹은 통기법수련(通氣法修煉)이라고도 하며 혹은 선도수련(仙道修煉)이라고도 하는 뜻은 거기에 있는 것이다. 이 모든 수련을 단법(丹法)이라는 명칭을 붙이게 되는 이유를 밝힘으로써 국선도수련의 비결의 일단(一端)을 해명하려 한다.
　단법(丹法)이란 연단법(煉丹法)이다.
　더 자세히 표현하려면, 예를 들어 제1단계인 원기단법(元氣丹法)을 원기단전행공법(元氣丹田行功法)이라고 한다.
　약(略)하여 원기단법(元氣丹法)이 된 것이니 국선도수련(國仚道修煉)은 단전(丹田)에 원기(元氣)를 얻는 방법과 더불어 그 단전(丹田)의 기(氣)를 토대로 전신(全身)의 굴신동작

제 5 장 수련(修煉)의 변화(變化)와 과정(過程)

(屈伸動作)으로 그 기(氣)와 체력(體力)을 더욱 강화하여 최후에는 온 정신과 육체 내에서 원기(元氣)의 기화현상(氣化現象)을 일어나게 하는 까닭에 단전(丹田)을 중심한 심호흡(深呼吸)으로 연단작용(煉丹作用)을 일으키는 것이 국선도수련(國仚道修煉)의 기초가 되는 것이니 이 수련(修煉)의 명칭을 모두 단전행공법(丹田行功法)이라 하여 단법(丹法)이라 약칭(略稱)하는 것이다.

행공(行功)이란 단전의 힘으로 하는 굴신동작(屈伸動作)의 형태를 말함이다. 그러므로 수련상 가장 비중이 큰 단전호흡에 대한 묘리(妙理)를 약기(略記)해야 하겠다.

그러나 이 소위(所謂) 동양(東洋)에서 오래전부터 상식화(常識化)된 심호흡적 단전호흡법(深呼吸的 丹田呼吸法) 그 자체만 가지고는 국선도(國仚道)의 도력(道力)은 얻지 못하는 것이므로 국선도 특유의 법리(法理)를 먼저 알고 그대로 실천(實踐)하지 않으면 안된다.

왜냐하면 국선도수련의 목표가 극치적 인간(極致的 人間) 즉 극치적 정신력(極致的 精神力) 극치적 체력(極致的 體力) 극치적(極致的)인 도덕력(道德力)에 있는 전인적(全人的)인 이상적(理想的) 도(道)이므로 그 수련의 방법도 평범한 상식적(常識的)인 방법이나 평이(平易)한 수련의 정도(程度)로서는 도달(到達)할 수 없는 귀중(貴重)한 높은 차원의 도(道)인 것임을 알아야 한다.

그러므로 입도(入道)를 지원(志願)하는 사람은 먼저 입도하는 마음의 자세(姿勢)부터 올바로 가져야 단전호흡적 수련(丹

田呼吸的 修煉)이 올바로 이루어질 수 있는 것이다.

즉 정신(精神)〔심(心)〕과 육체(肉體)〔신(身)〕 심신(心身)이 합치(合致)되어야 천인합일(天人合一)의 도(道)가 이루어지게 된다.

뿐만 아니라 도장(道場)에 들어오면 단전행공법(丹田行功法)이 시작되기 전에 먼저 마음의 자세(姿勢)와 호흡(呼吸)의 자세가 바로 설 때까지 적어도 1주일 이상 수련을 시킨다.

이것을 조심(調心), 조식(調息)이라고 해도 좋을 것이다.

마음은 생각을 담는 그릇이요 숨은 생명을 잇는 통로(通路)로 보아도 틀림없다. 그리고 서로 연결이 되어 보이기도 한다.

마음이 고요하면 숨결도 고요하고 숨결이 거칠면 마음도 거칠다.

그러므로 조심(調心)이 곧 조식(調息)이요 조식(調息)이 곧 조심(調心)이므로 먼저 소우주(小宇宙)인 인간을 수동적(受動的)인 음적 자세(陰的 姿勢)에 서기 위하여 심(心)의 정(靜)과 식(息)의 정(靜)이 필요하다.

정심(靜心) 정식(靜息)을 위하여 지사지식(止思止息)의 경지(境地)에 들어갈 수 있는 공부(工夫)가 필요하다.

무념무상(無念無想)이나 고요하고 맑은 정신을 지속(持續)하면서 비록 심호흡을 할망정 자연스러운 입출식(入出息)으로 고요하고 가열된 호흡을 하여 극단적인 표현으로 지사지식(止思止息)과 같은 정숙(靜淑)한 경지에서 대자연(大自然)의 능동적 대아(能動的 大我)품에 안긴듯한 안정감(安定感)을 가지

제5장 수련(修煉)의 변화(變化)와 과정(過程)

는 자세가 수도자의 바람직한 태도일 것이다.

 이러한 자세는 겉으로 보면 무(無)나 허(虛)나 공(空)같으나 그 사고(思考)속에는 동정(動靜)의 흐름이 있다. 음양(陰陽)의 조화(調和)라 해도 좋다.

 그리고 그 사상(思想)에는 무념무상(無念無想)일지라도 대아적(大我的)인 우주(宇宙)에 접근(接近)하는 감사(感謝)와 희열(喜悅)의 무드(mood)로 흔쾌한 기분(氣分)이 잠재(潛在)한 무형무색(無形無色)의 광명심(光明心)이 차 있는 듯한 생각을 가지고 있는 것이 바람직하다.

 이러한 마음의 자세가 이루어진 후에 비로소 단전호흡(丹田呼吸)의 참 효과(效果)를 볼 수 있다.

 호흡(呼吸)은 하나의 육체적·생리적 동작인 바 먼저 말한 마음의 작용(作用)과 조화(調和)되는 경지(境地)에서 그 호흡이 이루어지게 되어야 한다. 이것도 하나의 음양조화(陰陽調和)인 것이다.

 국선도(國仚道)의 연단법(煉丹法)은 정기신(精氣神) 삼단(三丹)의 이단적 심호흡법(二段的 深呼吸法)으로서 그 자세한 설명은 각 단법(丹法)의 행공법 각론(行功法 各論)에 상기(詳記)되어 있으므로 생략하거니와 하단전(下丹田)을 중심으로 복식호흡(腹式呼吸)을 할 때 상단전(上丹田)의 기(氣)와 중단전(中丹田)의 신(神)을 하단전(下丹田)의 정(精)에 정신적(精神的)으로 집중시키면서 심호흡을 하되 호(呼)할 때나 흡(吸)할 때나 그 기(氣)를 중간에 한 번씩 중식(中息)하면서 서서히 자연상태로 호(呼)하고 흡(吸)하는 방법이다.

이런 방법을 정기신(精氣神) 삼단(三丹)의 이단적단전호흡법(二段的丹田呼吸法)이라 하는 것이다.
　이러한 마음의 수련(修煉)과 호흡(呼吸)의 수련이 쌓여감에 따라 조심(調心), 조식(調息)이 되며 신경(神經)과 경락(經絡)의 조화(調和)가 이루어지고 점차로 하단전(下丹田)을 중심으로 뜨거운 기운의 도태(道胎)가 발생하고 그 도태(道胎)의 원기(元氣)가 경락(經絡)의 주추(主樞)인 임맥(任脈)과 독맥(督脈)에 유동(流動)되고 따라서 전신(全身)에 유통(流通)되며 나중에는 전신(全身)의 기공(氣孔)으로 기통작용(氣通作用)이 일어나는 경지(境地)에까지 도달할 때 비로소 초인간적인 현상이 나타나는 것이다.
　이러한 현상은 역리(易理)나 황제내경(黃帝內經)의 원리로도 이해할 수 있으나 우리는 이것을 단리(丹理)로 생각하여 단학(丹學)에서 찾는 것이다.
　그러므로 국선도수련(國仚道修煉)의 비결(祕訣)은 결국 단리(丹理)에 있다고 보아야 한다.
　단리(丹理) 속에는 역리(易理)와 또 역리(易理)를 응용한 내경(內經)의 원리가 포함(包含)되어 있다. 단리(丹理) 속에는 단전수련(丹田修煉)의 묘법(妙法)이 중심이 되어 인간의 근본적인 요청(要請)인 심신(心身)이 아울러 건전하게 수련되며 또한 초인간적인 능력을 얻는 전인적(全人的)이요 극치적(極致的)인 수련이 되는 묘리(妙理)가 있는 것이다.
　그러므로 동양인은 단자(丹字)를 매우 숭앙(崇仰)한다.
　인단(仁丹)이니 은단(銀丹)이니 하는 말도 단(丹)의 효용

제5장 수련(修煉)의 변화(變化)와 과정(過程)

(效用)을 뜻하며 더욱이 중국의 도교(道敎)에서는 단사상(丹思想)을 빼어 놓을 수 없는 인연이 있다.

일반적으로 동양철학(東洋哲學)이라고 불리우는 가운데는 주역(周易)과 같은 것은 형이상학적 존재론(形而上學的 存在論)이나 생성론(生成論)이요, 노자사상(老子思想)은 하나의 자연주의적 세계관(自然主義的 世界觀)이나 인간관이요, 유교사상(儒敎思想)은 하나의 윤리사상(倫理思想)이요, 도교(道敎)같은 것은 종합적인 민간신앙(民間信仰)으로서 여러가지 철학적 요소(哲學的 要素)를 끌어들였으나 결국 미신적(迷信的)인 경지를 벗어나지 못하였다.

그중에 유독 단학(丹學)만은 하나의 생명보강(生命補强)의 양생지도(養生之道)로서 그 특색을 나타내는 것이다.

그러므로 단리(丹理)를 주안(主眼)으로 수련하는 국선도의 수련은 어떠한 종교인(宗敎人)이나 어떠한 사상가(思想家)나 어떠한 체육인(體育人)이나 어떠한 수도자(修道者)를 막론하고 연단적 수련(煉丹的 修煉)이 필요한 것이다.

과거 우리나라의 모든 고귀한 인재(人材)들은 누구나 입산(入山)하여 단리(丹理)에 의한 수련을 쌓아 명장(名將)도 되고 명신(名臣)도 되고 명승(名僧)도 된 것이다. 이러한 수련이 없이는 초인간적인 혜(慧)와 명(明), 담(膽)과 력(力), 수(壽)와 명(命), 통(通)과 달(達)에 도달할 수 없었던 것이다.

도교(道敎)에서는 신선(神仙)이 되고서 단약(丹藥)을 복용한다.

단약(丹藥)을 선단(仙丹)이라 하여 수십종(數十種)의 선단명(仙丹名)과 그 처방(處方)이 지금까지 전하여 오나 이러한 것은 하나의 강장제(强壯劑)에 불과한 것으로 그같은 연단법(煉丹法)을 외단법(外丹法)이라 하였고 그후에 도교(道敎)에서도 신파(新派)인 전진교(全眞敎)에서 비로소 단리(丹理)에 의한 수련을 시도하게 되었으니 그것을 내단법(內丹法)이라 했던 것이다.

　그러므로 단리적(丹理的)인 수련을 무시(無視)하고는 선적 수련(仙的 修煉)이나 우리가 현재 수련하고 있는 내공적 수련(內功的 修煉)도 성취할 수 없을 것이다.

　결론적으로 말하면 우주(宇宙)의 생성원리(生成原理)와 인간의 생성원리(生成原理) 등은 역리(易理)나 또는 황제내경(黃帝內經) 같은 동양철학적 이론(東洋哲學的 理論)으로 이해할 수 있으나 그 원리가 우리 인간체내에서 변화를 일으키는 방법인 단리(丹理)가 아니고서는 인간 이상의 초능력(超能力)의 현상을 이해할 수 없는 것이다.

　그것도 그 단리(丹理)를 그대로 따라 수련함으로써만 그 실증(實證)을 체득(體得)할 수 있는 것이다.

　다시 말하면 장구(長久)한 세월(歲月)과 수천 번의 시도로 이루어졌던 국선도적 수련(國仚道 修煉)의 초인간적 업적(超人間的 業蹟)을 이론적으로 해명해 놓은 것이 다름아닌 단리(丹理)라고 생각해도 좋을 것이다.

　그러므로 국선도 수련의 비결은 경험으로 얻은 것이요, 결코 이론으로 얻어진 것이 아니라고 생각할 수밖에 없다.

제5장 수련(修煉)의 변화(變化)와 과정(過程)

　그 이유는 우리의 고유한 선도적 수련의 방법과 체계(體系)는 선사시대(先史時代) 또는 모든 문화(文化)가 분화발달(分化發達)하기 이전 또는 문자문화(文字文化)까지 발달하기 이전부터 이루어져 전래(傳來)한 것인 까닭이다.
　인간이 하나의 자연인으로 자연과 동화(同化)하는 단순한 생각과 행동에서 생의 충실(充實)을 위하여 수련하는 가운데서 자연히 이루어졌다고 보아야 마땅할 것이다.
　그러므로 국선도(國伿道)는 결국 자연을 떠났던 인간이 다시 자연으로 복귀(復歸)하는 방법이라고 해도 좋을 것이다.
　단학(丹學)과 단리(丹理)에 관한 문헌(文獻)은 많이 있으나 『운급칠첨백권(雲笈七籤百卷)』〔송시대(宋時代)〕과 위백양(魏伯陽)의 『참동계(參同契)』와 『금단백자주(金丹百字註)』등이 참고(參考)될 만하다.

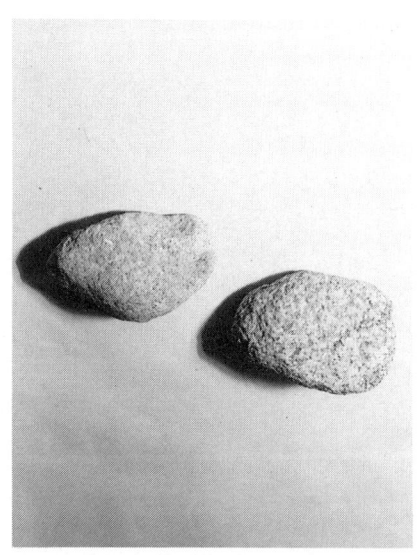

　우선 도(道) 앞에 겸허해야 하고 도를 두려워해야 한다. 언제나 正心 正覺이 필요하니 오만해서도 아니되고 중단해서도 아니된다.
　자신력은 좋으나 자만심은 경계해야 한다.

제6장 단법과 운동

제1절 수도의 준비동작
제2절 수도의 정리운동

제6장 단법(丹法)과 운동(運動)

　국선도 수도(修道)의 단법(丹法)은 음적(陰的)이요 육체적(肉體的)인 중기(中氣) 건곤(乾坤) 원기(元氣)의 삼단법(三丹法)이 있으니 이를 정각도(正覺道)라 하고, 양적(陽的)이요 정신적(精神的)인 진기(眞氣) 삼합(三合) 조리(造理)의 삼단법(三丹法)이 있으니 이를 통기법(通氣法)이라 하고, 음양이 합실(合實)하고 육체(肉體)와 정신(精神)이 일여(一如)가 되고 합일(合一)이 되면 대우주(大宇宙)와 소우주(小宇宙)인 나와 일화(一和)하는 천인묘합(天人妙合)의 경지(境地)인 수도(修道)로서 삼청(三淸) 무진(無盡) 진공(眞空)의 삼단법(三丹法)이 있어 이를 선도법(仙道法)이라 하니 모두 구단법(九丹法)이 있다.
　그리고 운동(運動)에는 모든 단법(丹法)의 행공(行功)에 임하기 전에 준비운동(準備運動)이 있고 행공(行功)이 끝나면 몸을 올바로 정리하여 주는 동작인、정체운동(正體運動)이 있으며 몸속을 더욱 강화시키는 기신법(氣身法)의 장부운동(臟腑運動)이 있고 다음으로 정리운동(整理運動)이 있다.

　준비운동(準備運動)과 행공 후(行功後)의 마무리 운동(運動)은 일반적인 맨손체조(體操)나 근골운동(筋骨運動)과는 동작(動作), 구성(構成), 호흡방법(呼吸方法), 마음 자세 등에서 현격(懸隔)하게 다른 것이니 오랜 세월 선인(先人)들께서 산중고행(山中苦行)으로 체득(體得)하여 자연(自然)의 도리(道理)와 인체(人體)의 생리(生理)에 합치(合致)되도록 하는 기혈순환법(氣血循環法)이자 기혈유통법(氣血流通法)인 것이다.

　따라서 보통의 운동(運動)과 같이 생각하여 성의없이 동작을 마음대로 변형(變形)하거나 순서(順序)를 바꾸어 행(行)하게 되면 본래의 효과(效果)가 나오지 않는 것이니 한 동작 한 동작 성심(誠心)으로 공(功)을 들여 해나가야 하는 것이다.

제1절　수도(修道)의 준비동작(準備動作)

　국선도 수도(修道)의 준비(準備)동작은 특수한 방법에 서 있는 동작으로 첫째, 예(禮)를 갖추고 몸에 준비동작을 하겠다 함을 알리고 다음으로 손발의 음양조화(陰陽調和)를 이루고 서서히 숨쉬기와 동작을 맞추고 난 다음에 기근(氣根)인

제6장 단법(丹法)과 운동(運動)

　머리 동작을 가운데 하고 다시 숨쉬기와 동작을 함이 모두 천지리(天地理)의 음양조화(陰陽調和)와 맞게 함인 것이니 그 시초(始初)가 그릇되면 종(終)도 다스림이 그르치게 되는것인 즉 선인(先人)도 수족조절(手足調節), 두중기행(頭中氣行), 만동작(萬動作)이라 하고, 또 본(本)이 정(正)하여야 종(終)이 치정(治正)하고 본(本)이 난(難)하면 종치난(終治難)이라 하였던 것이다.
　선인(先人)은 또 말하기를 신체 균형(身體 均衡)은 기정(氣正)의 운용(運用)이라 했듯이 사람의 몸은 항시 고르고 바르게 조신(調身)과 정체(正體)가 되도록 몸을 골고루 움직여 주어야 하는 것이다.
　그러나 오늘날 우리는 생활(生活)에 쫓기다보면 좋은 것인 줄 알면서 못하는 수가 있고 또 몰라서 못하는 수도 있는 것이 사실이다.
　또 안다고 하여도 각자 사정이 허락되지 못하여 못하는 수도 있으며 운동도 비슷 비슷한 것이 너무 많아서 어떠한 것이 올바른 것인지 우리의 기후와 풍토에 적합한 것인지 해득키 어려운 것이다.
　그러나 자세히 살펴보면 모두 열대지방이나 아니면 딴나라로부터 들어왔다는 것을 책이나 말로서 스스로 자인(自認)하기 때문에 우리의 정통적(正統的)이요 민족혼(民族魂)과 정기(正氣)가 담긴 국선도를 알아 내기에 힘이 들지 않다는 말이다.
　그러므로 국선도 준비동작도 동양적인 음양오행(陰陽五行)

에 기초를 두고 더 나아가 음양사상(陰陽思想)에 두어 음적(陰的)인 왼쪽부터 시작하고 숨도 음덕(陰德)인 흡(吸)의 효용(效用)에 있는 것이다.

음양사상(陰陽思想)으로 오른쪽부터 숨도 내쉬는 양(陽)을 위주로 하지 않고 언제나 음(陰)을 먼저 하고 양(陽)을 뒤에 한다. 즉 음선(陰先) 양후(陽後)다.

그리고 그 동작 하나 하나의 순서에 따라 천지(天地)의 조화(造和)가 더불어 작용(作用)케 하기 위하여 천천히 숨쉬기에 맞추어 한 동작 한 동작 하는 것이다.

모든 동작의 요령과 그 효과는 자세히 그림과 더불어 밝히겠거니와 실천이 중요한 것이다.

실천함에 있어서도, 조신(調身)과 정체(正體)가 되도록 하여야 하고 조심(調心)과 정심(正心)이 되고 조식(調息)과 정식(正息)이 되어야 하는데 그 기초적인 조신(調身)도 하지 못하고 있는 실정이다.

우리는 누구나 나름대로 운동을 한다. 그러나 주의깊게 살펴보면 사무직이나 노동직(勞動職)이나를 막론하고 활동의 방향은 부분적이거나 편중적(偏重的)인 신체(身體)의 운용(運用)이 되기 때문에 또한 몸의 불균형(不均衡)을 초래케 된다.

일반적인 운동(運動)의 경우도 예외(例外)가 아니다. 비록 운동의 형태는 어떠하든 그 운동의 방법은 편중되기 쉽고, 특히나 모든 관절과 근육을 여러 각도에서 결코 무리함이 없이 가장 효과적으로 조화있게 즉 균형(均衡)있게 고루 움직여 준다는 것은 기대하기가 힘들다.

제6장 단법(丹法)과 운동(運動)

　그러므로 국선도의 준비동작은 사람 몸에 큰 도움을 주는 중요(重要)한 것이다.
　이는 실로 준비운동이라는 일반적인 용어를 사용(使用)하기보다는 돌단자리(下丹田) 숨쉬기의 몸동작에 앞서 기(氣)의 순환을 도와주는 중요한 전동작(前動作)이라 하여도 옳을 것이다. 여기에는 체계없이 부분적으로 시중에서 전하는 모든 동작이 있다.
　도법(道法)에서는 기(氣)의 운행(運行)을 중히 여기거니와 국선도의 모든 동작을 중시하여 살펴보면 새삼 선인(先人)의 지혜로움에 감탄(感歎)할 뿐이다.
　이 준비동작은 사람의 말단(末端)에서 기중심(氣中心)부로 기중심(氣中心)에서 다시 온 몸으로 기혈(氣血)순환과 몸안을 튼튼하게 하여주는 것이니 시간이 허용하는대로 남녀노소 누구나 국선도 준비동작을 하는 것이 요구되며 돌단자리 행공(行功)이 가능하면 그 천리(天理)의 오묘함을 맛보게 될 것이다.
　※ 국선도의 준비동작(準備動作)은 다음과 같다.

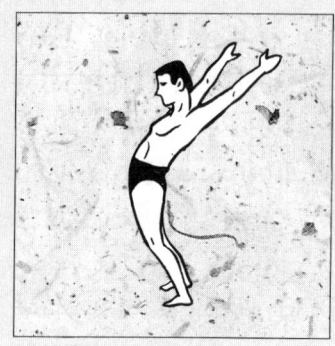

1. 예(禮)로써 하는 동작은 공손히 겸허한 자세로 하는 것이 중요하다.

1. 동작설명

동작(動作)의 의의(意義)

사람은 우주의 아들이요, 천(天)의 아들인 것이다. 천(天)의 대기(大氣)를 받고 태어나 크는 것이니 천(天)에 감사한 마음을 가져야 하는 동시에 예로부터 몸으로서는 절을 하였으니 서 있는 자세로 큰 절을 하는 것과 같이 앞으로 숙이며 감사의 뜻을 새겨 가지고, 다음으로 땅에서 생기는 것을 섭취(攝取)하고 살아가는 것이니 땅에 고마움을 몸으로 표현하여 숙이며 예를 하고, 그 다음에 선조(先祖)와 부모(父母)에게 육신(肉身)을 받고 태어났으니 이에 예(禮)로써 절을 올리는 것이니 이러한 천(天), 지(地), 인(人)에 대한 예(禮)는 동작이라기 보다 예법(禮法)인 것이다. 수도자(修道者)는 이러한 몸과 마음을 새겨 갖는 것이 참으로 뜻이 있는 것이다.

무릎을 굽히고 하는 것이 아니라 무릎을 펴고 양손을 하늘 높이 올렸다가 상체와 손이 동시에 앞으로 서서히 숙이는 것이다. 먼저 훈(訓)을

제6장 단법(丹法)과 운동(運動)

낭독하여 맹서하고 (訓은 앞에 밝혀 놓았으므로 약함) 다음에 이어 이러한 예(禮)를 갖추는 것이다.

그리고 한 번 손을 올리고 예(禮)를 할 동안 숨을 멈추고 일어서며 숨을 내쉬는 것이다. 이도 음선 양후(陰先陽後)의 원리(原理)며 기조화(氣調和)인 것임을 명심하여야 한다.

이러한 것이 몸과 마음을 닦아 나가는 수도자(修道者)의 참 뜻이며 수도함도 잘 되어진다는 원리도 스스로 알게 되며 그러한 사실을 알고 부터 더욱 정진(正進)하게 되는 것이다.

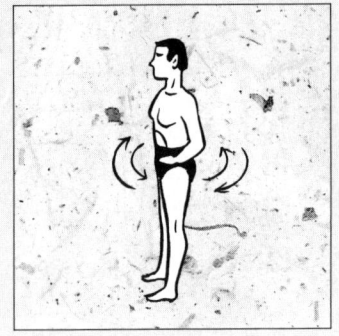

2. 동작설명

다음의 동작은 자기 몸과 마음에 동작을 앞으로 하겠다는 것을 알리는 동작으로서 서서히 돌단자리에 숨을 마시고 멈추어 가볍게 왼쪽으로 3회 오른쪽으로 3회를 돌려주되 양손은 양 옆구리에 대고서 돌려준다.

※ 주의사항

숨이 짧은 자는 자기몸에 맞도록 잘 조절하면서 하여야 하며 수도에 따라 늘려 나가고 또한 단계별로 자기 몸에 알맞게 할 것.

2. 효과

허리부분의 경직된 근육을 풀어주며, 기혈(氣血)순환을 잘 되도록 하고 신진대사의 작용을 도와준다.

제6장 단법(丹法)과 운동(運動)

3. 동작설명

서서히 앉아서 양발 모아 앞으로 쭉 뻗고 양손 뒤로 하여 손가락으로 짚고 척추를 반듯이 세우고 가슴 벌리고 머리와 목은 반듯이 하고 돌단에 숨을 마시고 발목을 앞으로 쭉 뻗었다가 뒤로 굽혀 무릎을 굽히지 말고 발목만 움직이며 뻗었다 젖혔다를 네 번 정도 하고서 숨을 내쉬고 다시 숨을 마시고 발목을 위시하여 발을 왼 쪽으로 네 번 바른 쪽으로 네 번 크게 돌려준다. 그림과 같이 하는 것이다.

이 동작도 역시 무릎을 굽히지 말고 하여야 하며 손가락에 힘을 보내어 중심을 잘 잡고서 하여야 한다.

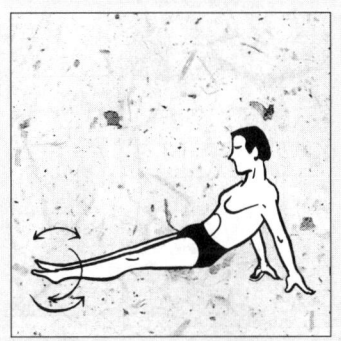

3. 효과

머리와 목 부위의 균형을 잡아주며 대소 후두 신경(大小後頭神經)과 항인대(項靭帶) 척추(脊椎)의 근(筋), 골(骨), 신경(神經)과 손의 굴근지대(屈筋支帶)와 정중신경(正中神經) 등이 강건하여지며 발의 하신근지대(下伸筋支帶)와 내측광근(內側廣筋)과 손가락 발가락이 동시에 강화되며 기혈(氣血)순환이 잘 된다.

그리고 그 영향은 경락에 미치니 혈점(穴點)인 곡지(曲池) 격관(膈關) 대종(大鍾) 상구(商丘) 등의 여러곳에 자극이 미쳐 신경통과 대장이 좋아지는 이중의 효과가 있는 동작인 것이다.

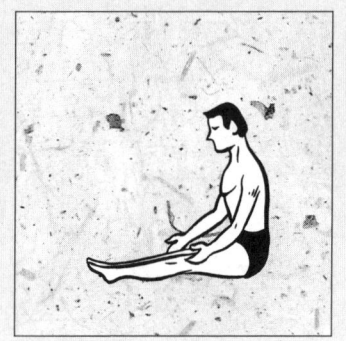

4. 동작설명

양발 앞으로 쭉 뻗은 채 앉아서 숨을 스스로 조절하며 편안히 긴장을 풀고 각 혈점(穴點)을 은은히 누르거나 가볍게 두드려 준다. 무리하게 누르거나 두드리지 말것.

4. 효과

경직(硬直)된 몸의 각 부분을 풀어주고 근육(筋肉)의 각 기혈(氣血) 순환을 순조롭게 하여 신진대사를 원활하게 하여 주는 데 효과가 있다.

제 6 장 단법(丹法)과 운동(運動)

5. 동작설명

오른발을 앞으로 쭉 뻗고 왼발 무릎 굽혀 오른발 무릎 위에 올려 놓고 왼손으로 왼쪽 발목 잡고 오른손으로 왼쪽발가락 감싸쥐고 돌단자리(下丹田)에 숨을 깊이 마시어 멈추고 기(氣)를 손 끝까지 보내주고 왼발가락을 뒤로 젖혔다 앞으로 당기어 굽혔다 하기를 4회 정도 한다.

발목까지는 움직이되 발목 위에는 움직이지 않도록 왼손으로 발목을 잡아주는 것이며, 그리고 난 다음에 숨을 내쉬고 다시 돌단 깊숙히 숨을 마시고 멈추어 왼발을 둥글게 위에서 아래로 돌려 주되, 네 번 하고는 다시 반대로 네 번 돌려주고 숨을 내쉬는 것이다.

숨이 짧은 자는 스스로 숨쉬기와 동작을 조절하며, 하고 절대로 숨을 무리하게 참으면 기가 거슬러서 안 되는 것임을 명심하여야 되며 동작도 무리하게 하면 안 되는 것이다.

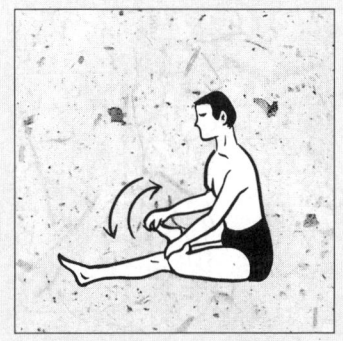

5. 효과

손목의 신근지대(伸筋支帶)와 심지굴근(深指屈筋)등 손가락, 발가락, 하신근지대(下伸筋支帶)와 지골(指骨) 등은 물론 각 신경과 동정맥(動靜脈)이 좋아진다. 따라서 상양(商陽) 합곡(合谷) 태백(太白) 소택(少澤) 등의 각 혈점(穴點) 자극으로 식욕부진(食慾不振) 위무력(胃無力)에 좋은 효과가 있다.

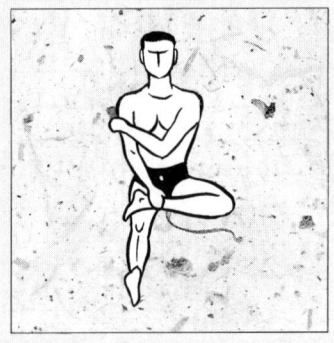

6. 동작설명

자세(姿勢)는 5번과 같이 하되 왼발등이 오른발 무릎에 얹히도록 하고 오른손으로 왼쪽 발목을 잡고서 왼손은 주먹 쥐고 왼쪽 발바닥 요면(凹面)을 두드려 주든가 눌러 준다.

숨을 마시고 멈출 수 있는 만큼 적당히 두드려 주고 멈추며 내쉰다.

6. 효과

손가락과 손동작을 주로 하고 발동작을 하여 줌으로 수승화강(水昇火降)을 원활히 하고, 삼음교(三陰交) 용천(湧泉) 태릉(泰陵) 신문(神門) 소해(少海) 등의 혈점(穴點) 자극으로 족마비 요도염(足痲痺 尿道炎) 등에 좋은 효과가 있다.

7. 동작설명

삼음교(三陰交)혈을 오른손 엄지손가락이 먼저 닿고, 다음에 왼손 엄지를 오른손 엄지손가락을 덮어 숨을 마시며 동시에 은은히 누르고, 내쉬며 놓아주기 두세 번 한다.

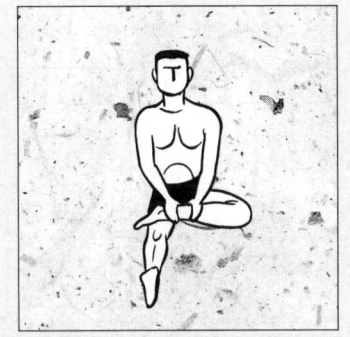

7. 효과

손가락과 손동작을 주로 하고 발동작을 하여 줌으로 수승화강(水昇火降)을 원활히 하고, 삼음교(三陰交) 용천(湧泉) 태릉(泰陵) 신문(神門) 소해(少海) 등의 혈점(穴點) 자극으로 족마비 요도염(足痲痺 尿道炎) 등에 좋은 효과가 있다.

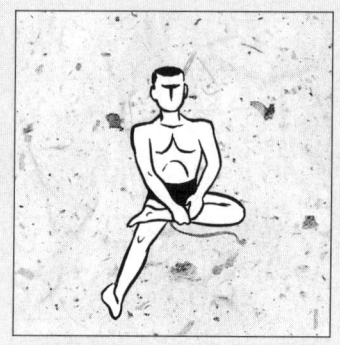

8. 동작설명

왼쪽 다리의 각 혈(穴)을 은은히 눌러준다.

항상 몸을 반듯하게 하고 하여야 한다.

8. 효과

손가락과 손동작을 주로하고 발동작을 하여 줌으로 수승화강(水昇火降)을 원활히 하고, 삼음교 용천 태릉 신문 소해(三陰交 湧泉 太陵 神門 少海) 등의 혈점(穴點) 자극으로 족마비 요도염(足痲痺 尿道炎) 등에 좋은 효과가 있다.

제 6 장 단법(丹法)과 운동(運動)

9. 동작설명

오른발을 뻗고 왼발을 오른발 무릎 위에 올려 놓아 바짝 안으로 당기고, 오른손을 오른 쪽 발가락을 감싸쥐고 왼발 무릎을 왼손으로 은은히 누르며 앞으로 상체를 숙이고 하되, 돌단자리 숨을 깊숙이 마시고 무리하지 말고 편안히 하면서 숨을 내쉬고 하는 동작을 천천히 두세번 한다.

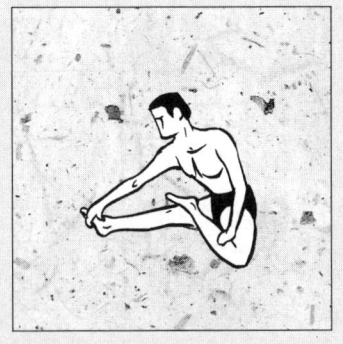

9. 효과

척추 손발 늑골(肋骨) 등의 운동으로 손의 삼각근(三角筋) 장모지(長母指) 굴근(屈筋)과 굴근지대, 발의 비복근(腓腹筋) 넙치근(鮃筋) 이상근(梨狀筋) 등이 강하여지며 척추, 늑골의 올바른 교정과 원활을 기하며 음곡(陰谷), 함곡(陷谷), 대릉(大陵), 해계(解溪), 환도(環跳) 등의 혈점(穴點)을 자극하므로 정신박약(精神薄弱), 열성병(熱性病), 수족냉(手足冷) 등에 좋은 효과가 있다.

221

국선도

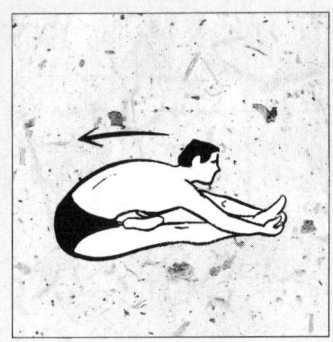

10. 효과

효과는 9번과 같다.

10. 동작설명

발은 그대로 놓아두고 척추 펴며 양손 하늘 높이 하여 뒤로 젖히는 듯 하다가 양손으로 오른발을 잡고 상체 앞으로 바짝 숙였다가 다시 양손을 뒤로 하여 손가락으로 바닥 짚고, 오른발 뒷꿈치와 손가락만 대고 몸 전체 들었다가 다시 앞으로 숙였다, 뒤로 손가락 짚고 몸들고 하기 두세 번 하여 주되 앞으로 숙여서는 오른발을 잡고 좌우로 움직여 주고 뒤로 손가락으로 바닥 짚고 몸 전체 들고 몸을 좌우로 움직여 주는 것이다.

11. 동작설명

오른발을 앞으로 뻗고 왼발 무릎 굽혀 오른발 무릎 너머로 넘겨 오른발 무릎 부위에 대고 오른손으로 오른발 안쪽 옆으로 밀며, 상체(上體) 왼쪽으로 틀며 왼손 손가락으로 바닥 밀며 상체를 왼쪽으로 숨 마시고 튼다. 척추는 항상 위에서 당기고 아래서 당기는 듯한 생각을 하고 마디마디 틀어준다는 생각을 하면서 틀어준 동작은 그대로 두고, 몸을 편안히 하면서 숨을 내쉬고 있다가 다시 돌단에 숨을 깊이 마시고 다시 한 번 더 멀리 상체(上體)만 틀어준다. 모두 두세 번 하여 주고 편안한 자세를 취한다.

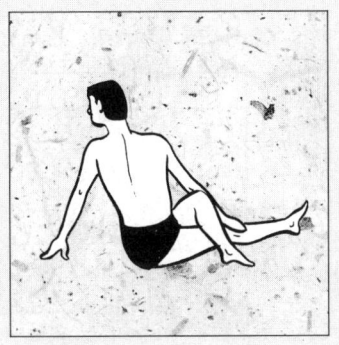

11. 효과

손의 상완이두근(上腕二頭筋) 굴근군(屈筋群) 손가락 등과 발의 외측광근(外側廣筋), 중둔근(中臀筋)과 척추(脊椎), 늑골(肋骨) 등이 강화되며 견정(肩貞) 결분(缺盆) 구허(丘墟) 공손(公孫) 복삼(僕參) 장강(長强) 등의 혈점(穴點) 자극으로 심장(心臟)과 위(胃)의 질환(疾患)에 좋은 효과가 있다.

언제나 기(氣)를 유기(流氣)시켜야 효과가 있지, 그렇지 못하면 미용체조에 불과한 효과밖에 없다.

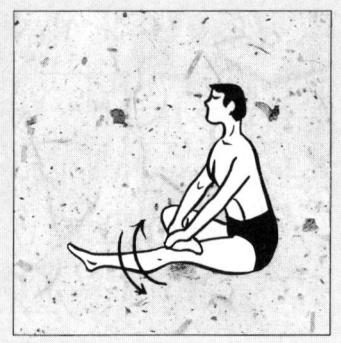

12. 동작설명

5번과 반대동작

12. 효과

효과는 5번과 같다.

※ 주의(注意)할 점

동작을 할때 숨을 마셔 유기(流氣)시키고, 끝나면 숨을 내쉬고 유기(流氣)시키는 것도 끝내고 숨을 내쉴 것.

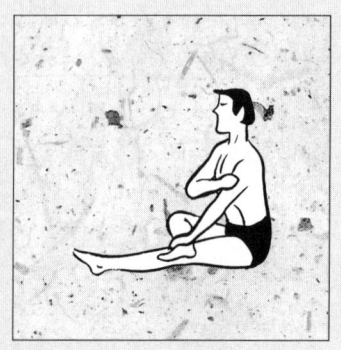

13. 동작설명

6번과 반대 동작

13. 효과

효과는 6번과 같다.

14. 동작설명

7번과 반대 동작

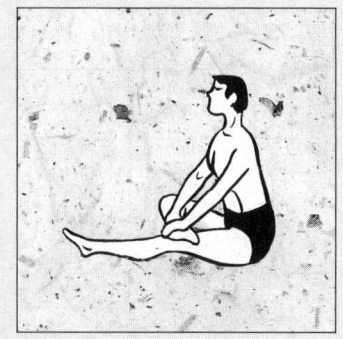

14. 효과

효과는 7번과 같다.

15. 동작설명

8번과 반대동작

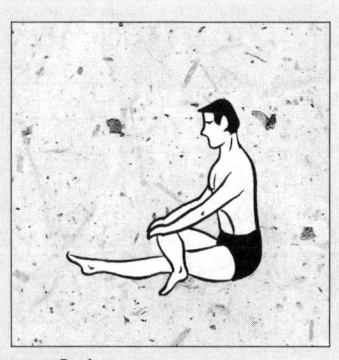

15. 효과

효과는 8번과 같다.

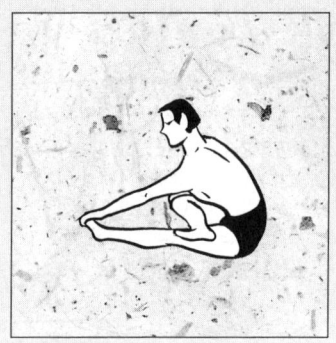

16. 동작설명

9번과 반대의 동작이나 왼쪽부터 하고난 다음에 오른쪽 동작을 하는 것은 음장(陰臟) 양부(陽腑)의 원리(原理)도 첨가됨을 알아야 되며, 특히 어떠한 동작을 하든지 몸을 바르게 한다는 점을 잊지 말아야 되는 것이다.

16. 효과
효과는 9번과 같다.

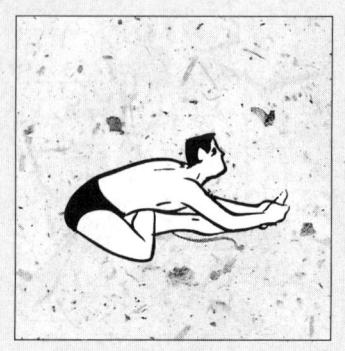

17. 동작설명
10번과 반대동작

17. 효과
효과는 10번과 동일

18. 동작설명
11번과 반대동작

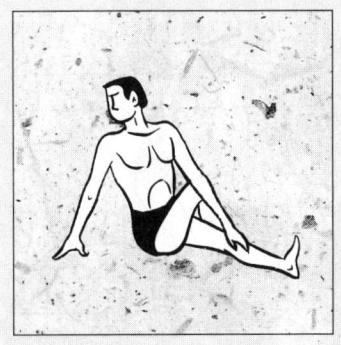

18. 효과
효과 11번과 동일

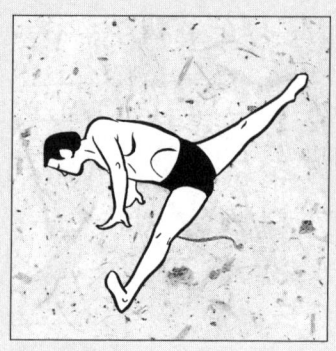

19. 효과

　상완삼두근(上腕三頭筋)과 완요골근(腕橈骨筋)등과 손가락 척추(脊椎) 늑골(肋骨) 발의 외측광근(外側廣筋) 대둔근(大臀筋) 등이 강화되며, 음렴(陰廉) 족오리(足五里) 기문(箕門) 회음혈(會陰穴) 등의 자극으로 각 신경(神經)과 기혈(氣血) 순환이 좋아지며, 몸의 경직(硬直)을 예방하고 유연하게 하여 주며 치질(痔疾) 설사(泄瀉) 등에 효과가 있다.

19. 동작설명

　양발 좌우(左右)로 멀리 벌리고 허벅지 부근의 각 혈점(穴點)을 은은히 누르기도 하고, 만져도 주며 가볍게 두드려도 준 다음에 발은 그대로 좌우로 벌린 채 두고서 상체(上體)만 양손 뒤로 짚고 좌(左)로 틀었다, 우(右)로 틀었다 하여주는 것이다.

제6장 단법(丹法)과 운동(運動)

20. 동작설명

양발 좌우(左右)로 멀리 벌리고 상체(上體) 왼쪽으로 틀어 숙였다, 오른쪽으로 틀어 숙였다 하기를 하되, 양손으로 발가락 감싸쥐고 숙일 것. 두세 번 한다.

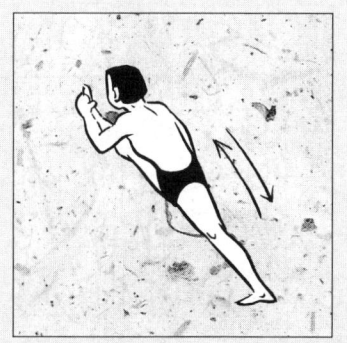

20. 효과

갑상선(手根骨) 수근골(甲狀腺), 복근(腹筋) 상완근(上腕筋) 박근(薄筋) 등과 손가락 근골(筋骨)이 강인하여지며, 척추 늑골 목부분의 근골(筋骨)을 강화하여 주는 것이며, 협백(俠白), 경량(經梁) 합곡(合谷) 관원(關元) 기문(期門) 극천(極泉) 등의 혈점(穴點)을 자극으로 심포(心包)와 상중하(上中下)의 삼초(三焦)가 좋아지는 것이다.

특히 근시(近視) 방지에 좋은 효과가 있다는 동작이다.

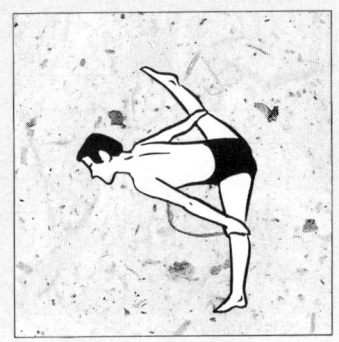

21. 효과
　효과는 20번과 같다.

21. 동작설명
　양발 좌우(左右)로 벌린채 두고서 양손 각각 무릎 부위에 대고 상체(上體) 앞으로 숙였다가 다시 일으킨다.

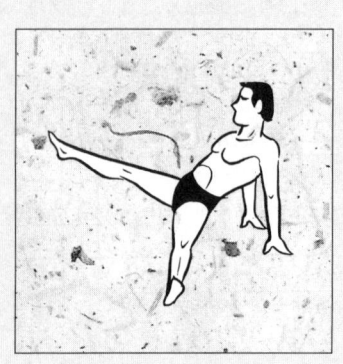

22. 효과
　효과는 20번과 같다.

22. 동작설명
　동시에 양손 뒤로하여 손가락으로 바닥짚고 몸을 들되, 배가 앞으로 나오게 밀며 들것. 그리고 항상 손으로 바닥을 짚을 때는 손가락으로 짚을 것.

23. 동작설명

양발 무릎 굽혀 양발바닥 마주 대고 양손으로 양무릎 눌렀다 세웠다 세네 번 한다.

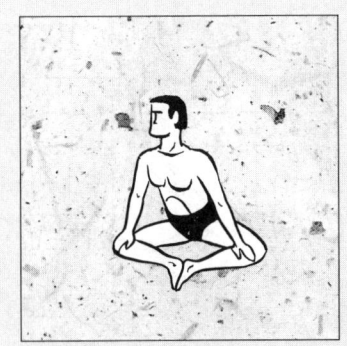

23. 효과

머리의 후두(後頭) 근골(筋骨)과 상하악골(上下顎骨) 치근(齒根)이 튼튼하여 지며, 손의 완요골근(腕橈骨筋)과 배의 내조간근(內助間筋) 복근(腹筋)과 장지신근(長指伸筋)과 각 동정맥(動靜脈) 신경(神經) 등이 좋아지며, 거골(巨骨) 거료 계맥(瘈脈) 곤륜(崑崙) 극문혈(郄門穴) 등의 자극으로 신염(腎炎)과 출혈(出血) 월경불통(月經不通)에 좋은 효과가 있다.

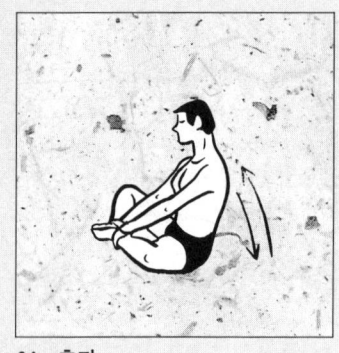

24. 동작설명
발목을 잡고 몸 전체를 들었다 놓았다 하기를 세네 번 한다.

24. 효과
효과는 23번과 같다.

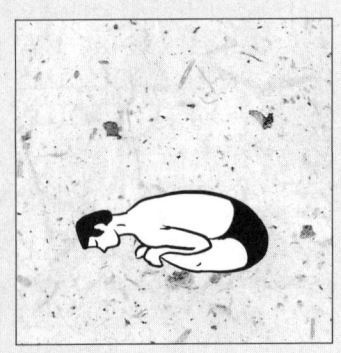

25. 동작설명
양손으로 양발가락 감싸쥐어 안으로 바짝 당기고, 상체(上體)를 앞으로 숙였다 세웠다 하기를 두세 번 한다. 이때 한 번은 앞으로 하고, 그 다음 고개를 좌우(左右)로 바라보고 한다.

25. 효과
효과는 23번과 같다.

제6장 단법(丹法)과 운동(運動)

26. 동작설명

결가부좌를 하고서 양손 각각 무릎에 올려놓고 좌우(左右)로 크고 둥글게 상체(上體)를 3회 정도 돌려준다.

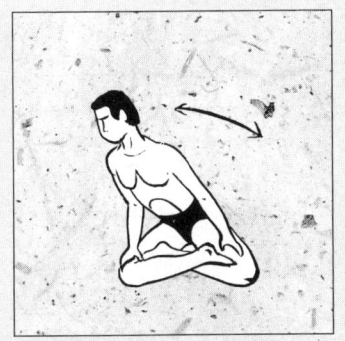

26. 효과

머리의 두정골(頭頂骨) 구개골(口蓋骨)과 손의 삼각근(三角筋) 대흉근(大胸筋) 굴근지대 상완이두근(上腕二頭筋)과, 발의 봉공근 대퇴직근 하신근지대가 강화되며 척추 늑골이 강화 유연하여지고 동정맥 신경 등이 좋아진다. 따라서 중부(中府) 인영(人迎) 독비(犢鼻) 회양(會陽) 기사(氣舍) 하관(下關) 낙각(絡却) 천지(天地) 등의 혈점(穴點)을 자극하여 요통(腰痛) 소장증(小腸症) 남녀(男女) 생식기병(生殖器病)에 좋은 효과가 있다.

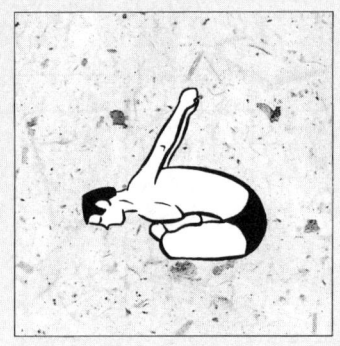

27. 효과
효과는 26번과 같다.

27. 동작설명

양발 그대로 두고 양손 뒤로 깍지 끼어 들고서 상체(上體) 좌측으로 틀어서 숙였다가, 다시 우측으로 틀어서 숙였다 하기를 2회 내지 3회 하고서, 다음에 앞으로 똑바로 숙였다 세우며 좌우로 움직여 주고 다시 반복하기 두세 번 한 다음에 끝낸다.

28. 동작설명

결가부좌 자세로 앉아서 양손 목 뒤에 깍지끼고 좌(左)로 숙였다, 우(右)로 숙였다 하여 준다.

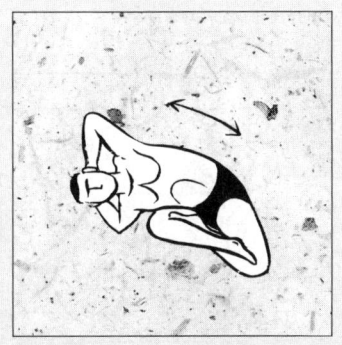

28. 효과

머리의 후두골(後頭骨), 목의 인대(靭帶), 연골(軟骨) 등과 손의 요골(橈骨), 지골(指骨), 정중신경(正中神經), 발의 슬개골(膝蓋骨), 족근골(足根骨), 단비골근(短腓骨筋) 등이 강화되며 태도(太都), 태백(太白), 운문(雲門), 지창(地倉), 인영(人迎), 복토(伏兎), 천정(天鼎) 등의 혈점(穴點)을 자극하여 위무력(胃無力), 소장증(小腸症)에 좋은 효과(效果)를 나타낸다는 동작(動作)이다.

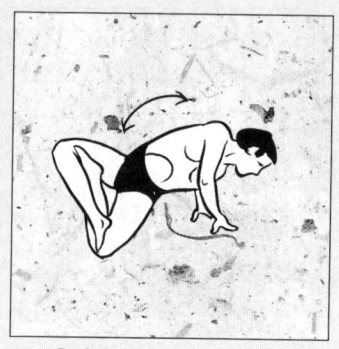

29. 효과
   효과는 26번과 같다.

29. 동작설명
   발은 놔두고, 왼쪽으로 상체(上體)를 틀되 동시에 양손 뒤로 하여 손가락으로 바닥 짚고 최대로 몸을 천천히 튼다. 항상 기(氣)를 유기(流氣)시키며 하여야 한다. 무리는 절대 금하는 것이니 무리하지 말고 할것.

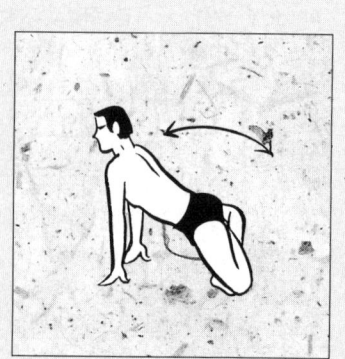

30. 효과
   효과는 26번과 같다.

30. 동작설명
   가부좌한체 앞으로 나갔다 뒤로 손짚고 몸을 들었다 한다.

31. 동작설명

양발 앞으로 쭉 뻗고 발을 흔들어 주기도 하고, 가볍게 두드려 주기도 하고 눌러주기도 한다.

가부좌로 경직(硬直)되었던 것을 원활히 하여 주며, 기혈(氣血)순환을 돕는 것이다.

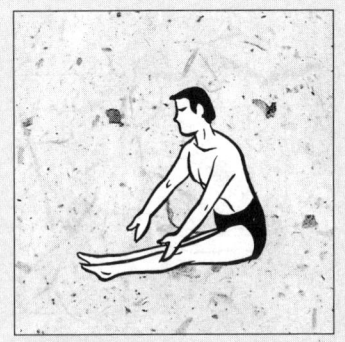

31. 효과

상완삼두근(上腕三頭筋) 요방형근(腰方形筋) 장골근(腸骨筋) 대소흉근(大小胸筋) 내경정맥(內經靜脈) 후두신경(後頭神經) 봉공근(縫工筋) 전거근(前鉅筋) 등이 강화되며 거골(巨骨) 격관(膈關) 기문(期門) 도도(陶道) 곡지(曲池) 등이 혈점(穴點) 자극으로 변비(便祕) 두통(頭痛)에 좋은 효과가 있는 것이다.

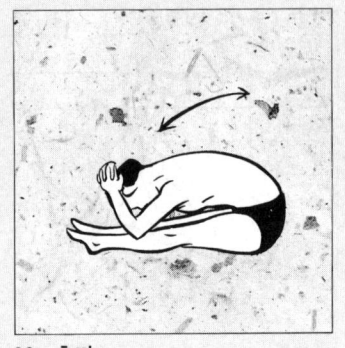

32. 동작설명

양손 목뒤에 깍지끼고, 상체(上體) 앞으로 숙였다 일으키며 왼쪽으로 몸틀며 왼편 바라보고, 다시 앞으로 숙였다가 오른편으로 상체(上體)틀어 오른쪽 바라보고 하는 동작을 두세 번 반복한다.

32. 효과

효과는 31번과 같다.

제6장 단법(丹法)과 운동(運動)

33. 동작설명

양발 모아 뻗고 상체(上體) 좌우(左右)로 손 뒤로 하여 손가락으로 바닥짚고 틀기를 두세 번 한다.

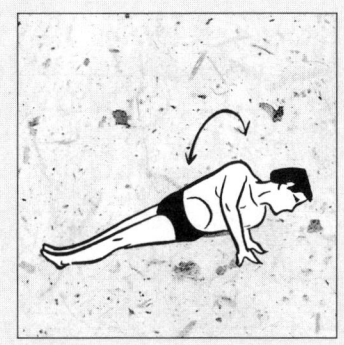

33. 효과

후두근골(後頭筋骨) 늑골(肋骨) 견갑골(肩甲骨) 좌우상하(左右上下) 지골(肢骨)과 동정맥(動靜脈)의 강화와 원활을 기하고 각손(角孫) 거료 간유(肝兪) 하료 척중(脊中) 음교(陰交) 등의 혈(穴)을 자극하여 호흡곤란(呼吸困難) 월경불순(月經不順) 신장(腎臟) 등에 좋은 효과가 있다.

239

국선도

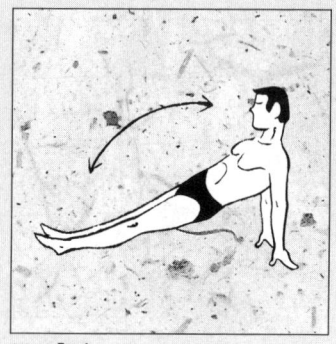

34. 효과
효과는 33번과 같다.

34. 동작설명
　다시 몸을 반듯이 하여 양손 하늘 높이 들었다가 상체(上體) 앞으로 바짝 숙이며 발가락 감싸 쥐며 더욱 숙이고 좌우로 흔들고, 다시 양손 뒤로 하여 손가락으로 바닥 짚으며 몸 전체 사진과 같이 들었다가 좌우로 흔들고 다시 숙이기를 두세 번 한다.

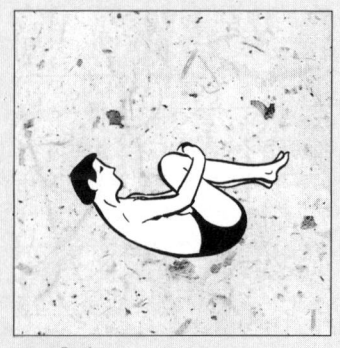

35. 효과
　척추(脊椎)와 늑골(肋骨)을 강화하며 동시에 몸과 머리를 튼튼히 하여주고 강간(强間) 견외유(肩外兪) 고황(膏肓) 기충(氣衝) 대추혈(大椎穴) 등의 자극으로 신경쇠약 만성 위약(胃弱)에 좋은 효과가 있다.

35. 동작설명
　양발 모아 무릎 굽혀 세우고 양손 깍지끼어 무릎 아래 감싸고 상체(上體) 뒤로 넘겨 어깨가 바닥에 닿게 하였다가 다시 세우기 세 번 정도 하여 준다.

제6장 단법(丹法)과 운동(運動)

36. 동작설명

양발을 가지런히 무릎굽혀 왼쪽에 붙이고 양손 목뒤에 깍지끼고 상체(上體)를 왼쪽으로 숙였다가 일으키며 오른쪽으로 상체(上體)를 틀면서 오른쪽 바라보고 하기를 두세 번 하고 발만 바꾸어 같은 동작을 두세 번 하여 준다.

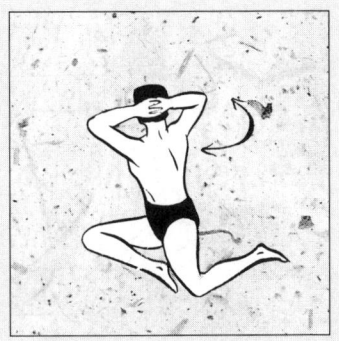

36. 효과

연수(延髓) 척추 항인대(項靭帶)와 손의 전거근 내조간근 요방형근 장골근 상완이삼두근 등이 강화되며, 발의 치골근 봉공근 십자인대 등의 강화는 물론 각 동정맥과 신경의 원활을 기하고 기혈(氣血) 순환을 돕고, 경문(京門) 고방(庫房) 곤륜(崑崙) 구미(鳩尾) 근축(筋縮) 기혈(氣穴) 대맥(帶脈) 부사(府舍) 비관(髀關) 족삼리(足三里) 상곡(商曲) 등의 혈점을 자극하여 쓸개, 머리 무거운데, 눈병 등에 좋은 효과가 있다.

241

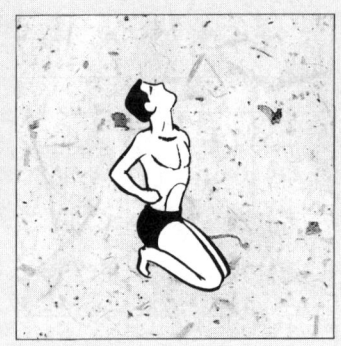

37. 동작설명

양발 무릎 굽혀서 앉되 발가락 눌러 앉아서 양손 양옆구리에 각각 대고 목을 앞으로 숙였다, 뒤로 젖혔다 네 번 한다.

37. 효과

목뼈를 튼튼히 하고 이소골(耳小骨) 봉간골(縫間骨) 후두골(後頭骨) 목의 연골(軟骨) 인대(靭帶) 제1경추(第一經椎) 흉쇄유돌근 승모근 교근 권골근 흉쇄유양근 턱의 삼각근(三角筋) 갑상선(甲狀腺) 동정맥(動靜脈)과 신경(神經)이 강화되고 원활하여지며 부돌(扶突) 천돌(天突) 천정(天鼎) 거골(巨骨) 견중유(肩中兪) 천창(天窓) 천용(天容) 뇌공혈(腦空穴) 등의 자극으로 폐(肺)와 호흡기 질환(疾患)에 좋은 효과가 있다.

제6장 단법(丹法)과 운동(運動)

38. 동작설명
옆으로 좌우(左右) 목틀기 네 번 정도 한다.

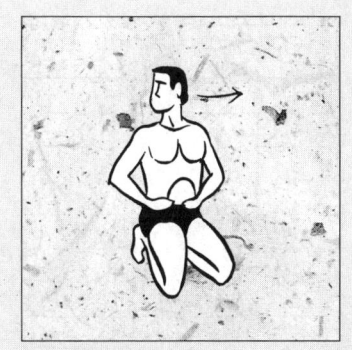

38. 효과
효과는 37번과 같다.

39. 동작설명
좌우(左右)로 목젖히기를 네 번 정도 한다.

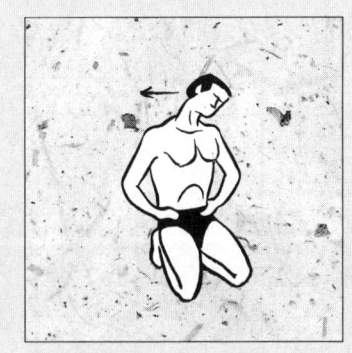

39. 효과
효과는 37번과 같다.

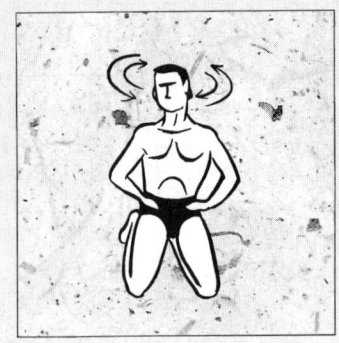

40. 동작설명

목을 크게 왼쪽으로부터 돌려주기 세 번 하고 오른쪽으로 돌리기 세 번 하는 것이다.

40. 효과

효과는 37번과 같다.

제 6장 단법(丹法)과 운동(運動)

41. 동작설명

무릎꿇고 앉되 발가락 눌러앉아 양손 깍지끼어 밑으로 쭉 뻗혀 내렸다가 앞으로 뻗혀 위로 뻗혔다가 좌우(左右)로 상체(上體) 굽혀본다.

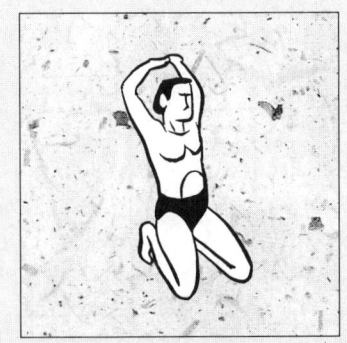

41. 효과

손의 상완골 요골 척골 수근골 여덟 개와 손가락을 튼튼하게 하여주고, 척추 늑골 삼각근 대흉근 상완이삼두근 수근굴근(手根屈筋) 심지굴근 전완, 상완근막 등이 강화되며, 중부(中府) 천부(天府) 척택(尺澤) 어제(魚際) 태연(太淵) 곡지(曲池) 수삼리(手三里) 양계(陽谿) 삼간(三間) 이간(二間) 극천혈(極泉穴) 등의 자극으로 머리아픈 증세와 귀울림 등이 없어지는 효과가 있다.

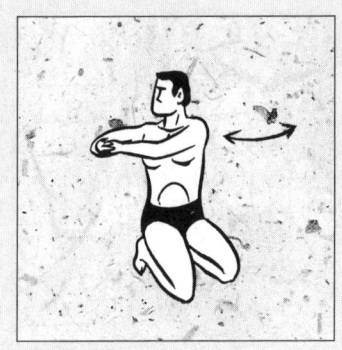

42. 동작설명
깍지낀 손바닥을 앞으로 뻗혀 좌우(左右)로 회전시켜본다.

42. 효과
효과는 41번과 같다.

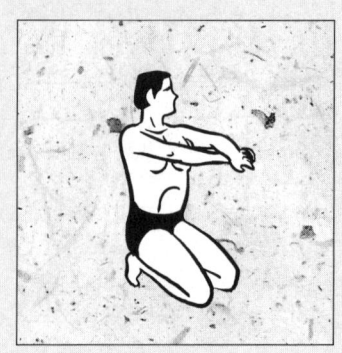

43. 동작설명
손을 풀어서 교차하여 깍지끼고 가슴부위에서 돌려 빼어 앞으로 쭉 뻗히기를 각 동작 모두 두세 번씩 반복한다.

43. 효과
효과는 41번과 같다.

제6장 단법(丹法)과 운동(運動)

44. 동작설명

무릎 굽혀 앉은 자세로 양손바닥 마주 대었다가 손목 굽혀 손바닥 벌리고 좌우(左右)로 각각 하였다가 옆으로 벌린다.

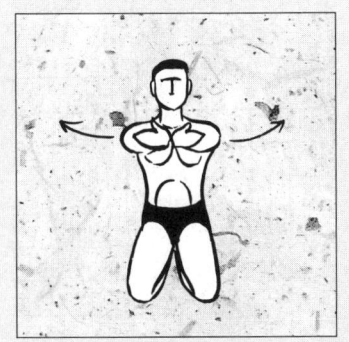

44. 효과

측두근(側頭筋) 후두근(後頭筋) 흉쇄유돌근(胸鎖乳突筋) 승모근(僧帽筋) 극하근(棘下筋) 대원근(大圓筋) 광배근(廣背筋) 복직근(腹直筋)이 튼튼하여지고 후계(後谿) 흉향(胸鄕) 협거(頰車) 혹중(或中) 혼문(魂門) 현추(懸樞) 하료 편력(偏歷) 대릉(大陵) 첩근(輒筋) 지구혈(支溝穴) 등의 자극으로 인후(咽喉) 기관지염(氣管支炎) 등의 좋은 효과가 있는 것이다.

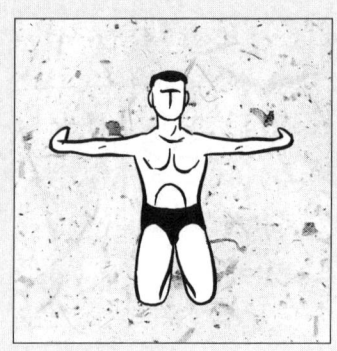

45. 동작설명

손등을 마주 대었다가, 일단 손목 굽혔다가 좌우로 벌린다.

45. 효과

효과는 44번과 같다.

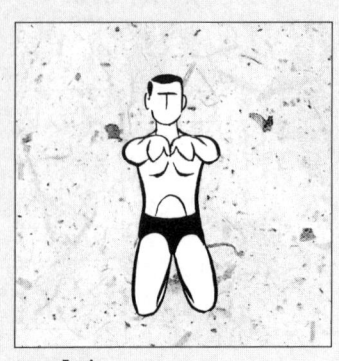

46. 동작설명

엄지손가락 대었다 손목 굽힌 다음 벌린다.

46. 효과

효과는 44번과 같다.

47. 동작설명

새끼손가락 대었다 손목 일단 굽히고 벌린다.

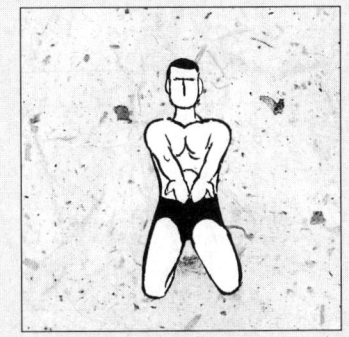

47. 효과
효과는 44번과 같다.

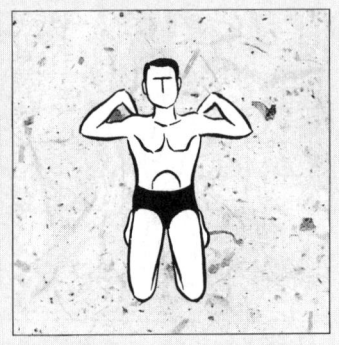

48. 동작설명

무릎 꿇고 앉은 채 양손가락 끝을 어깨에 대고 앞으로부터 뒤로하여 크게 돌리고 다시 반대로 돌린다.

48. 효과

하후거근(下後鋸筋) 총지신근(總指伸筋) 외복사근(外腹斜近) 삼각근 중둔근(中臀近) 복직근 장요근 치골근 늑골 척추의 각 마디마다 유연하고 튼튼하여지며 천골 미골 요만부(腰彎部)와 각 신경(神經) 동정맥이 강화되고 원활하여지며, 뇌호(腦戶) 풍부(風府) 아문(啞門) 대추(大椎) 등의 독맥혈(督脈穴)의 자극으로 요복 신경통(腰腹神經痛) 불면증(不眠症) 천식(喘息) 식욕부진(食慾不振) 등에 좋은 효과가 있다.

제6장 단법(丹法)과 운동(運動)

49. 동작설명

무릎꿇고 앉은채 엉덩이 들고 양손 허리에 대고 몸을 뒤로 젖힌다. 머리가 바닥에 닿도록 두세 번 한다. 이때 결코 무리하게 하지말고 자기몸에 맞게할 것.

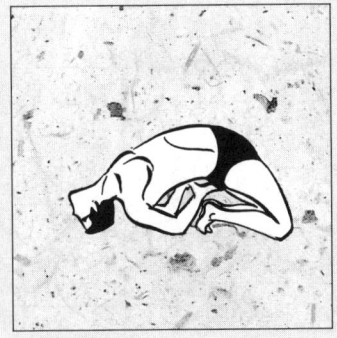

49. 효과
효과는 48번과 같다.

국선도

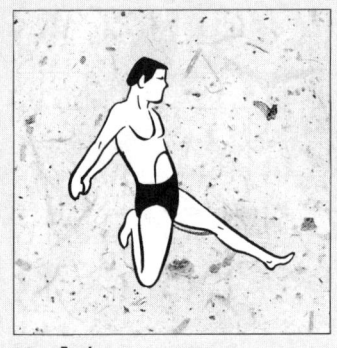

50. 동작설명

오른발 무릎 굽히고 왼발 앞으로 쭉 뻗고 양손 뒤로 깍지끼고 상체(上體) 앞으로 왼발쪽으로 숙이고 뒤로 젖히며 좌우(左右)로 흔들고 다시 숙이기 두세 번하고 발 바꾸어 반대로 하여 주는 것이다.

50. 효과

슬개골(膝蓋骨) 족근골(足根骨) 지골(指骨) 슬개인대(膝蓋靭帶) 복재신경(伏在神經) 대복재정맥(大伏在靜脈) 슬개동맥(膝蓋動脈) 등이 강화(强化)되며 독비(犢鼻) 부극(浮郄) 족삼리(足三里) 양관(陽關) 위양(委陽) 음곡(陰谷) 등의 혈(穴)을 자극(刺戟)하여 슬통(膝痛) 반신불수(半身不隨) 중풍(中風) 등에 좋은 효과(效果)가 있다.

제6장 단법(丹法)과 운동(運動)

51. 동작설명

발 모으고 서서 상체 굽혀 양손을 무릎에 대고 무릎 굽혀 앉았다 섰다 하기를 두세 번 반복한다.

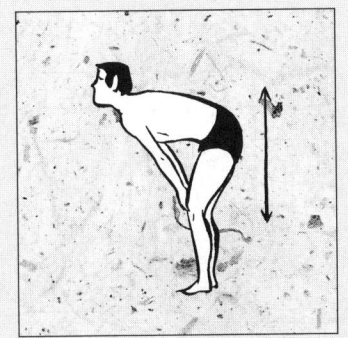

51. 효과
효과는 50번과 같다.

52. 동작설명

다음에는 무릎을 왼쪽으로 세 번, 오른쪽으로 세 번을 크게 둥글게 돌려준다. 그러나 항상 무리하지 말고 자기 몸에 맞게 하고 숨을 마셔 유기(流氣)시키고서 하여야 됨을 항상 명심하고서 하여야 한다.

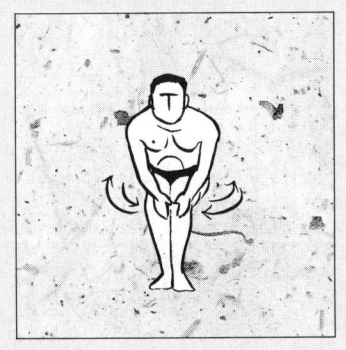

52. 효과
효과는 50번과 같다.

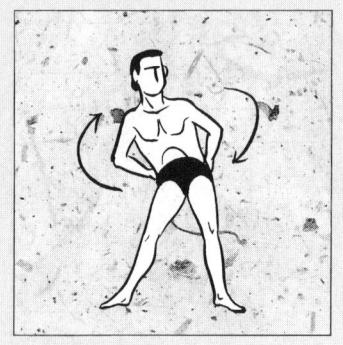

53. 동작설명

양발을 11자(字)가 되게 어깨 넓이로 벌리고 양손을 허리에 대고 허리 아래 부위를 크고 둥글게 좌(左)로 돌리기 세 번, 우(右)로 돌리기 세 번한다.

53. 효과

어깨와 허리부분의 경직된 근육을 풀어 주며, 기혈(氣血)순환을 잘되 도록 하고 신진대사의 작용을 도와준다.

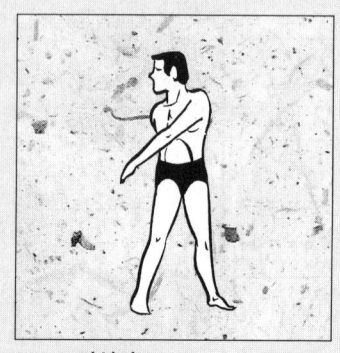

54. 동작설명

양손을 축 늘어뜨리고, 발은 움직이지 말고 좌우(左右)로 몸을 멀리 움직여 준다.

54. 그림설명

효과는 53번과 같다.

제6장 단법(丹法)과 운동(運動)

55. 동작설명

양손을 높이 들며 숨을 마시고, 손을 낮추며 숨을 내쉬고 하는 동작을 세 번 하고, 옆으로 편안히 손을 하면서 숨쉬기를 하여준다.

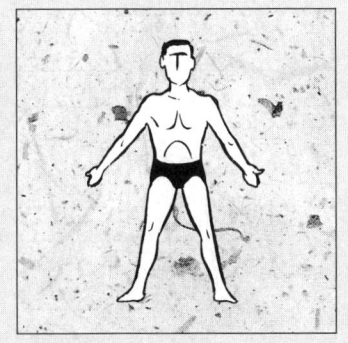

55. 효과

수도하는데 무리가 오지 않도록 조심(調心) 조신(調身) 조식(調息)하는 기본적 자세다. 착한 마음(善心) 진심(眞心) 공심(空心) 도심(道心)과 성심(誠心)으로 수도하겠다는 생각을 염두에 두고 임하는 것이다.

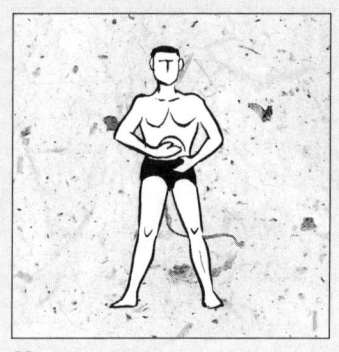

56.
효과는 55번과 같다.

56. 동작설명
배를 만져 위에서 아래로 쓰다듬어 내려준다.

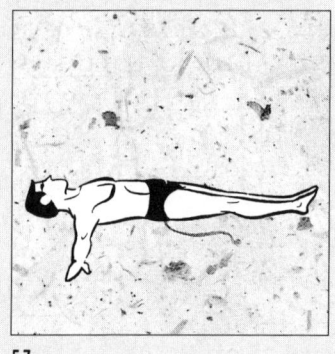

57.
효과는 55번과 같다.

57. 동작설명
장부에 이상이 없도록 하고 편안히 누워서 모든 잡념을 버리고 행공(行功)에 임할 자세를 취한다.

제6장 단법(丹法)과 운동(運動)

제2절 수도(修道)의 정리운동(整理運動)

1. 정리 본운동[(整理 本運動)正體運動]

　국선도의 수도(修道)중 육체적(肉體的) 기혈순환(氣血循環)과 조신(調身) 그리고 정신적 통일(精神的 統一)을 하는 가운데 근골(筋骨) 기육(肌肉)과 각 정동맥 신경(靜動脈 神經) 등의 강화와 원활을 기하기 위하여 행하는 정리운동이 있는 것이다.

　이 정리운동은 행공(行功)이 끝나고 나서 행하는 동작(動作)으로서 전신(全身) 기혈(氣血)을 원활히 하여 주도록 도와 주는 것이므로 반드시 하여야 되는 동작인 것이다.

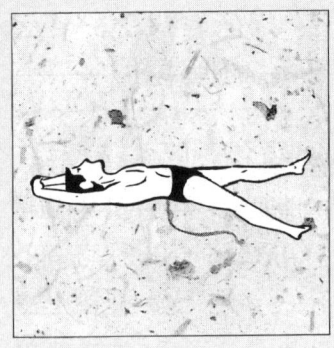

1. 효과

　행공(行功)중에서 오는 모든 긴장을 풀고 기혈순환(氣血循環)을 원활하게 하는 동작으로서 행공(行功)이 끝나면 언제나 해야 하며 특히 척추를 아래 위에서 당겨주는 듯한 기분으로 하는것이 더욱 효과적이다. 몸은 은은히 움직여주면서 각 골절이 돌기작용을 하게 하고 발가락 손가락 끝에 기(氣)를 보낸다는 생각으로 한 번만 쭉 보냈다 거두면 더욱 좋은 것이다.

　특히 언제나 숨을 마시고 반드시 유기(流氣)시키고 동작을 하여야 효과가 있다는 것을 명심하고 할것.

1. 동작설명

　행공(行功)을 끝내고 서서히 누워서 한 잠 자고 나서 기지개 켜는 것과 같이 하며 이를 역심법의 역법이라 한다.

　손끝 발끝과 온몸에 기(氣)를 원활히 유기(流氣)시킨다고 생각하고서 손발을 쭉 뻗으며 상체(上體)를 좌우(左右)로 약간 움직이는 듯한다.

제 6 장 단법(丹法)과 운동(運動)

2. 동작설명

양발 좌우(左右)로 멀리 벌리고 상체(上體)를 좌우(左右)로 하되 발은 움직이지 말고 양손 목 뒤에 깍지끼고 숨을 마시고 좌우(左右)로 움직이고 내쉬고 원위치로 한다.

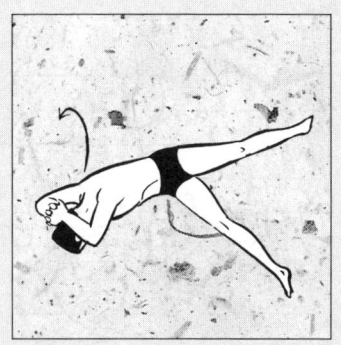

2. 효과

척추 늑골 근육 목 머리 등의 경직(硬直)된 것을 풀어주고 장부 기혈의 순환을 원활히 하게 도와주며 대흉근(大胸筋) 소흉근(小胸筋) 갑상연골(甲狀軟骨) 쇄골하근(鎖骨下筋) 척추 늑골(肋骨) 등의 강화와 요측피정맥(橈側皮靜脈) 완두동맥(腕頭動脈) 갑상선동맥(甲狀腺動脈) 등이 좋아지며, 소후두신경(小後頭神經), 전두동정맥(前頭動靜脈), 신경(神經)의 순환이 촉진되고 이에 경락(經絡) 자극이 미치니 승읍(承泣), 염천(廉泉), 천돌(天突), 옥당(玉堂) 뇌호(腦戶) 풍부(風府) 아문(啞門) 상천주(上天柱) 천주(天柱) 풍문(風門) 혈점 자극으로 상초와 중초가 좋아지며 특히 안면신경통 방지에 효과를 내는 동작이다.

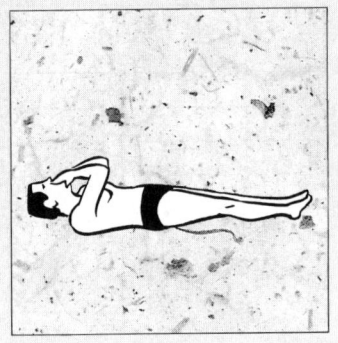

3. 동작설명

양발 모아 편안히 누워서 양손을 문질러 열기(熱氣)가 나게 하여 세수하듯이 얼굴을 문지르고 다시 양손 문질러 열기(熱氣)가 나면 목과 머리의 각 혈(穴)을 누르기도 하고 문질러 주기도 한다.

3. 효과

얼굴의 온기순환(溫氣循環)을 시키어 윤기(潤氣)를 생기게 하며 각 혈점(穴點)을 눌러주어 머리를 맑게 하여 주는 것이다.

제6장 단법(丹法)과 운동(運動)

4. 동작설명

편안히 누운 채 오른손으로 왼쪽 견정혈(肩井穴)을 누르고 왼손 왼팔을 크게 세 번 돌려주고 다시 반대로 손을 돌려주고 다시 손을 바꾸어 세 번 돌려주는 것이다.

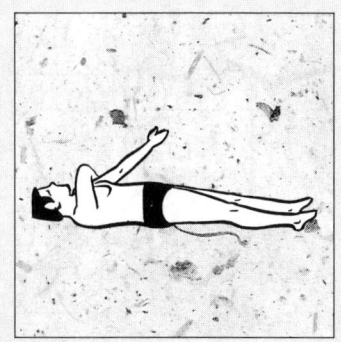

4. 효과

견정혈(肩井穴)의 자극으로 장부(臟腑)에 그 영향을 받아 수승화강(水昇·火降)을 잘되게 하여 주고 더욱 손의 기혈순환(氣血循環)을 촉진시키는 것이다.

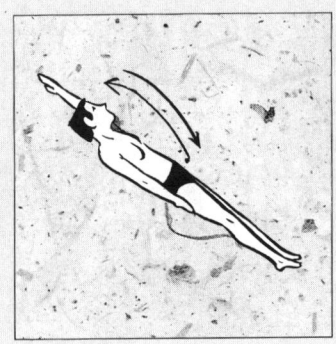

5. 동작설명

편안히 누워서 양손 교대로 천천히 머리 뒤로 넘겼다 앞으로 내렸다를 6회 내지 8회 정도 하여 주는 것이다.

5. 효과

외늑간근(外肋間筋) 내늑간근(內肋間筋)과 복내(腹內)와 양손의 상하동작(上下動作)으로 상체근골(上體 筋骨)을 튼튼하게 하여 주며 늑골근(肋骨筋)을 강화시켜 기혈순환(氣血循環)을 원활히 하여 주는 동작이다.

제 6장 단법(丹法)과 운동(運動)

6. 동작설명

편안히 누운 채 양손으로 가슴을 바짝 끌어안는 듯 하였다가 좌우(左右)로 각각 내리고 다시 반복하여 계속하는 동작이다.

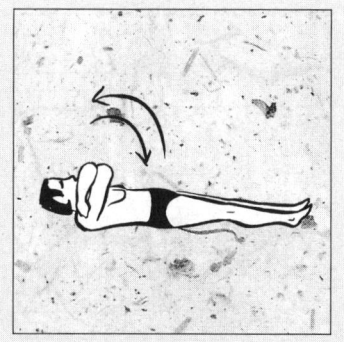

6. 효과

내경정맥(內頸靜脈)과 총경동맥(總頸動脈)의 강화와 갑상선(甲狀腺) 등이 튼튼하여지고 양손과 어깨 등의 강화는 물론 경직(硬直)된 근육(筋肉)을 풀어주고 기혈순환(氣血循環)을 도와주는 역할을 하는 동작(動作)이다.

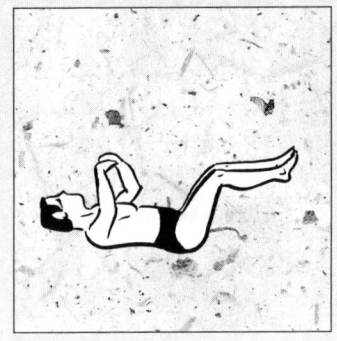

7. 동작설명

  누운 채 양손 양발을 들고 흔들기도 하고 올렸다 내렸다 하기도 하여 주는 동작이다.

7. 효과

  내·외늑간근(內外肋間筋) 요방형근(腰方形筋) 좌·우완두 정맥(左右腕頭靜脈)과 완두동맥(腕頭動脈) 항인대(項靭帶) 등이 좋아지며 경직(硬直)되려는 손발을 풀어주는 데 효과가 있고 장부순환에 도움을 주는 동작이다.

제 6 장 단법 (丹法)과 운동 (運動)

8. 동작설명

양발 모아 무릎 굽혀 들고 양손 좌우(左右)로 각각 벌려 손바닥을 바닥에 대고 무릎을 좌측(左側)으로 보낼 때 머리는 우측(右側)으로 틀고 발을 우측(右側)으로 할 때 머리는 좌측(左側)으로 틀고 하는 동작을 3회 한다.

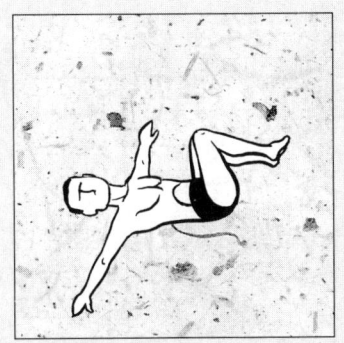

8. 효과

척추 늑골(肋骨), 근(筋) 등의 균형과 기혈순환(氣血循環)을 돕고 경직(硬直)되려는 발과 목 척추 등의 원활을 도와주는 동작이다.

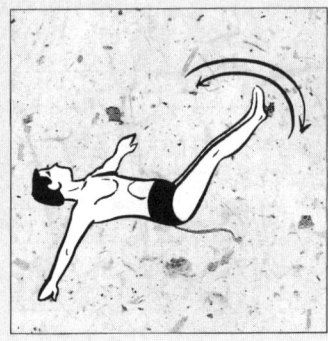

9. 동작설명

양손 좌우(左右)로 벌려 손바닥을 바닥에 대고 양발 모아 들어 좌(左)로부터 크게 둥글게 돌려주되 3회하고 다시 우(右)로부터 3회를 돌려주는 동작이다.

9. 효과

허리와 척추 등의 기혈순환(氣血循環)과 허벅지 엉덩이 등의 골근(骨筋)의 원활과 튼튼하게 하여주며 발의 경직(硬直)을 풀어준다.

제6장 단법(丹法)과 운동(運動)

10. 동작설명

누운 채 우수(右手)로 좌족(左足) 발목을 잡고 무릎을 굽혔다 폈다하기 3~5회정도 하고서 손과 발을 바꾸어 3~5회 한다.

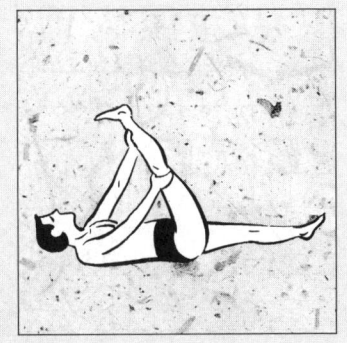

10. 효과

무릎 작용(作用)으로 슬관절(膝關節) 요삼각근(腰三角筋) 등의 원활과 튼튼하게 하여 주며 손발의 기혈순환(氣血循環)과 동정맥(動靜脈)의 강화를 시켜주는 좋은 효과가 있는 동작(動作)이다.

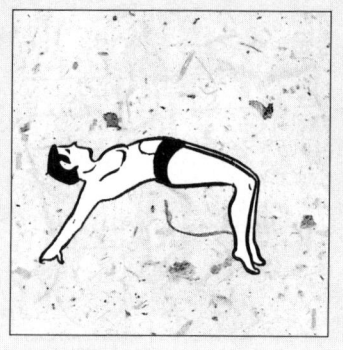

11. 동작설명

어깨와 발가락에 의지하고 몸 전체를 숨을 마시고 높이 들고서 좌우(左右)로 몸을 움직이기도 하였다가 갑자기 발을 쭉 뻗으며 몸을 낮추며 숨을 내쉰다. 2회 정도 한다

11. 효과

경직(硬直)된 장부(臟腑)를 풀어주며 특히 대장(大腸)과 소장(小腸)이 꼬여 있을 때 이 동작은 모두 풀어주는 효과가 있다.

제 6 장 단법(丹法)과 운동(運動)

12. 동작설명

양손바닥을 양옆 바닥에 대고 양발 모아 있다가 숨을 마시고 엉덩이 일부만 바닥에 대고 상체(上體)와 하체(下體)를 동시에 드는 동작으로 손이 너무 오르거나 내리지 말고 그림과 같이 한다.

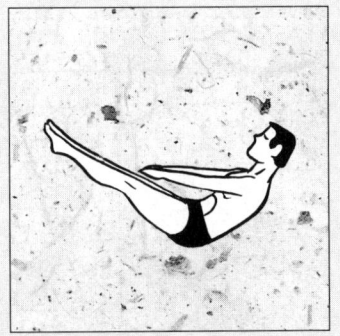

12. 효과

소흉근(小胸筋) 대흉근(大胸筋) 복근(腹筋) 등의 강화와 장부(臟腑)를 튼튼히 하여 주는 좋은 효과가 나타나는 동작이다.

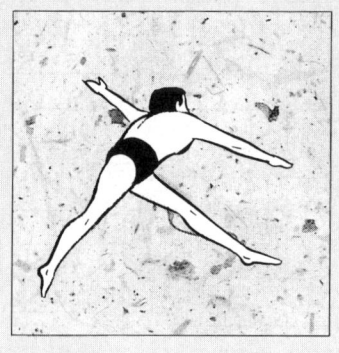

13. 동작설명

　양손 양발 좌우(左右)로 벌리고 왼손은 머리위 수직으로 뻗고 우수(右手)와 몸통을 좌측(左側)으로 틀어 바짝 굽혀 가슴이 바닥에 닿도록 하되 발은 벌린 채 움직이지 말고 하여야 한다.

13. 효과

　흉쇄유돌근(胸鎖乳突筋) 전거근(前鋸筋) 외복사근(外腹斜筋) 복직근(腹直筋) 척추(脊椎) 늑골(肋骨) 등이 강화되며 기혈순환(氣血循環)을 촉진시키고 인영(人迎) 부돌(扶突) 천돌(天突) 거골(巨骨) 통천혈점(通天穴點)을 자극하여 두통(頭痛), 편도선(扁桃腺) 등에 좋은 효과가 있는 동작이다.

14. 동작설명

양손 좌우(左右)로 벌리고 손은 움직이지 말고 좌족(左足)을 들어 우수(右手)에 닿게 하되 고개는 좌측(左側)으로 틀어야 하고 다시 발을 들어 원위치에 놓고 숨을 조절한 뒤에 다시 우족(右足)을 들어 좌수(左手)에 닿게 하고 고개는 반대로 틀고 난 다음 원위치로 하는 동작이다.

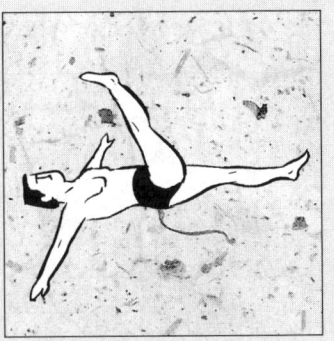

14. 효과

대퇴근(大腿筋) 막장근(膜張筋) 요방형근(腰方形筋) 대요근(大腰筋) 장골근(腸骨筋) 봉공근(縫工筋) 박근(薄筋) 등이 강화되며 간유(肝兪) 강간(強間) 거골혈(巨骨穴)등의 자극으로 불면증(不眠症)에 효과가 있다.

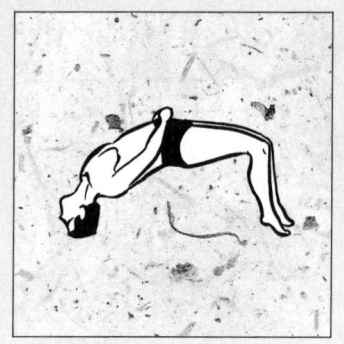

15. 동작설명

양손 배위에 깍지끼어 얹고 양발 무릎 굽히고 목과 발가락에 단기(丹氣)를 보내고 돌단에 숨을 마시고 몸 전체 들고 목운동을 하여주는 동작이다.

15. 효과

머리와 목을 튼튼히 하여주며 식도(食道) 성문(聲門) 기관(氣管) 갑상선(甲狀腺)과 소뇌(小腦)와 대뇌(大腦)를 맑게 하여 주고 백회(白會) 이문(耳門) 천용(天容) 아문혈(啞門穴) 등의 자극으로 눈병과 중풍 방지 및 자연히 좋아지게 하는 동작이다.

제 6 장 단법(丹法)과 운동(運動)

16. 동작설명

양손 손바닥을 바닥에 대고 손에 힘주어 양발 모아 든 다음 양손 허리 받치고 발목을 굽혔다 폈다 하고 다음 무릎을 굽혔다 폈다도 하고, 양발 각각 좌우(左右)로 벌리기도 하고, 교차하기도 하고, 발을 앞뒤로 교차하기도 하고, 틀기도 하고, 여러 가지 동작을 하고나서, 일단 발을 모아 수직으로 하늘을 향하게 하였다가 머리 뒤로 양발 넘겼다, 양손바닥을 바닥에 대고 발을 서히 낮춘다.

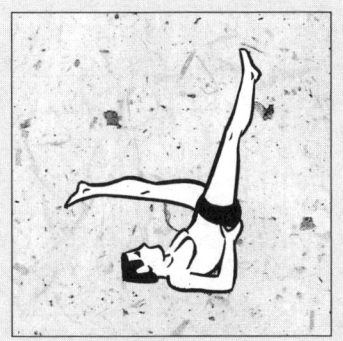

16. 효과

제1흉추(第一胸椎), 제1늑골, 견압내각, 흉쇄유돌근, 비근근(鼻根筋), 상순비익거근, 광경근, 측두근, 후두근, 승모근과 신경 동정맥 등이 강화되며, 기혈순환(氣血)이 원활하여지고, 임맥(任脈), 독맥(督脈) 자극으로 불임(不姙), 당뇨(糖尿), 요통(腰痛)에 좋은 효과가 있는 동작이다.

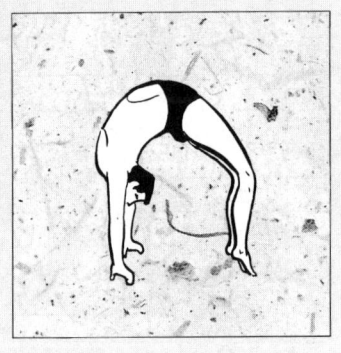

17. 동작설명
양손 어깨부위 바닥에 대고 무릎 굽혀 발가락을 바닥에 대고 몸 전체를 들되 배를 더 든다. 숨을 마시고 멈춘 다음에 하여야 한다. 무리하게 하지 말 것.

17. 효과
내측광근(內側廣筋), 요근(腰筋), 갑상선(甲狀腺)과 동정맥(動靜脈) 등이 강화되며, 중추(中樞), 척추, 장문(章門) 중부혈(中府穴) 등의 자극으로 심장(心臟)이 좋아지는 동작이다.

제 6 장 단법(丹法)과 운동(運動)

18. 동작설명

　모든 잡념을 잊고 천진(天眞)한 아이가 물장구 치듯이 손가락 발가락으로 엎드려서 바닥을 두드려 준다.

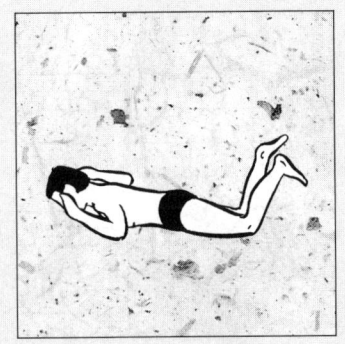

18. 효과

　발가락 손가락을 튼튼하게 하여 주며 따라서 직접 연관된 장부(臟腑)를 강화하며 기혈순환(氣血循環)과 수승화강(水昇·火降)의 작용을 잘 되게 하는 두 가지 효과가 첨가되는 동작이다.

국선도

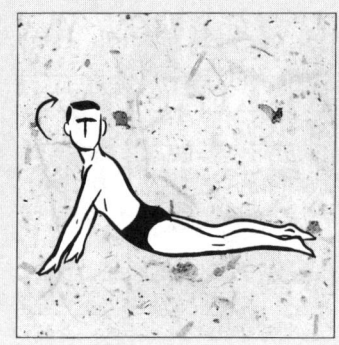

19. 동작설명

 양손 어깨부위의 바닥에 대고 엎드렸다가 천천히 팔을 펴며 머리, 목, 척추 등 차례로 들되, 배꼽은 바닥에서 떼어 놓지 않도록 하고, 왼쪽으로 바라보고, 오른쪽을 바라보고, 뒤로 바짝 고개를 젖혔다 원위치로 하는 동작이다.

19. 효과

 목 머리 척추 마디마디와 손가락 복근(腹筋) 흉근(胸筋) 등이 강화되며 몸의 균형을 잡아주는데 좋은 효과가 있는 동작이다.

20. 동작설명

엎드려 양손 양발 좌우(左右)로 벌리고 오른손을 머리위 수직으로 뻗고 상체(上體) 몸을 틀어 어깨가 바닥에 닿도록 들되 발은 움직이지 말고 무리없이 숙달시키며 다시 반대로 하는 동작이다.

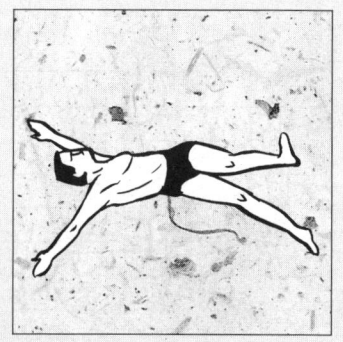

20. 효과

삼각근(三角筋) 흉쇄유돌근(胸鎖乳突筋) 광경근(廣頸筋) 후두근(後頭筋) 등이 튼튼하여지고 극천(極泉) 대추(大椎) 견우 유도(維道) 천부(天府) 천지(天池) 천천혈(天泉穴) 등의 자극으로 위무력(胃無力) 맹장(盲腸) 키우는데 신경마비(神經痲痺) 등에 좋은 효과가 있다.

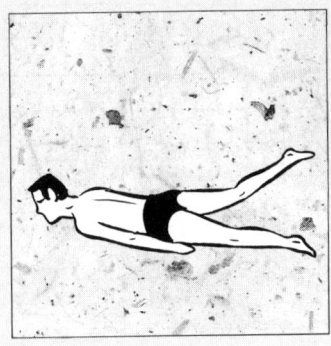

21. 효과

늑골(肋骨)과 척추(脊椎)가 강인하여지고 유도(維道) 거료(居髎) 상료(上髎) 중료(中髎) 장강(長强) 경문(京門) 혈(穴)등의 자극으로 췌장(膵臟) S상결장(S狀結腸) 직장(直腸) 등에 좋은 효과가 있다.

21. 동작설명

양발을 양옆에 붙이고 손바닥을 바닥에 대고 왼발을 높이 들고 머리 목 척추 등은 반듯이 하고서 할 것.

다음에는 발을 바꾸어 오른발을 높이 들되 손에 힘을 더 주고 해야 한다. 언제나 숨을 마시고 멈춘 다음에 무리하지 말고 자기 몸에 맞도록 천천히 하는 것이 중요한 것이다.

제 6 장 단법(丹法)과 운동(運動)

22. 동작설명

오른손으로 왼쪽 발목을 잡고 왼손과 오른발을 뻗고 배의 일부분만 바닥에 대고 앞뒤로 3회 정도 자극을 준 다음 손발을 바꾸어서 다시 자극을 준다.

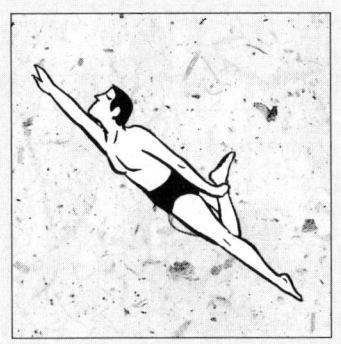

22. 효과

목뼈 빗장뼈 견주뼈 윗팔뼈 선골 등이 튼튼하여지고 척추(脊椎)와 늑골(肋骨)에 돌기 작용을 가하여 더욱 강화시키고 복근(腹筋) 흉근(胸筋) 내측광근(廣筋內側) 등의 강화와 편력(偏歷) 지창(地倉) 유근혈(乳根穴) 등의 자극으로 유방종(乳房腫)에 좋은 효과가 있는 동작이다.

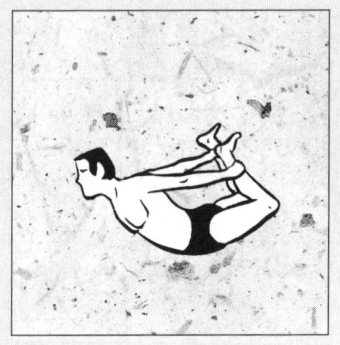

23. 동작설명

양손으로 양발목을 등뒤로 마주잡고 배 한부분만 바닥에 대고 몸 전체를 들되 손발에 유기(流氣)시키고 한다.

23. 효과

척추골(脊椎骨), 흉골(胸骨), 늑골(肋骨), 요골(橈骨), 척골(尺骨), 관골, 미골(尾骨), 수골(手骨), 대퇴골(大腿骨) 등이 강화되며 근육(筋肉)과 정동맥(靜動脈) 신경(神經)등이 원활하여지며 회음(會陰) 장강(長强) 회양(會陽) 포황혈(胞肓穴) 등의 자극으로 치질(痔疾) 요도염(尿道炎) 등에 효과가 있다.

제6장 단법(丹法)과 운동(運動)

24. 동작설명
양쪽 발가락을 교대하여 바닥을 두드리면서 양손은 허리부분을 가볍게 두드려 준다.

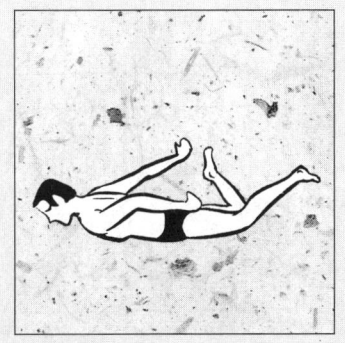

24. 효과
전신기혈(全身氣血)을 원활히 유통(流通)케 하여주는 수승화강(水昇火降)을 순조롭게 하여 주는 동작이며 따라서 손가락 발가락을 튼튼하게 하여 주는 동작인 것이다.

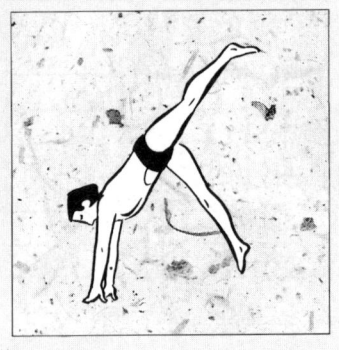

25. 효과

온몸의 동작으로 장부(臟腑)와 각 기관에 영향이 강하게 받게 되므로 횡격막(橫膈膜), 요방형근(腰方形筋), 요근(腰筋), 대요근(大腰筋), 장골근(腸骨筋), 복근(腹筋)등 각 근육(筋肉)과 신경(神經), 동정맥(動靜脈)의 원활을 기하고 곡골(曲骨), 관원(關元), 기혈(氣穴), 대장유(大腸兪), 대맥(帶脈), 복삼혈(僕參穴) 등의 자극으로 각기(脚氣) 슬관절(膝關節) 요통(腰痛) 등에 좋은 효과가 있는 동작이다.

25. 동작설명

손가락을 바닥에 대고 몸 전체를 들고서 발을 교대하여 바닥을 두드린다.

항상 동작을 할 때 돌단자리(下丹田)에 숨을 마시어 멈추고 [흡지(吸止)] 손가락 발가락에 유기(流氣)시키는 것을 잊지 말고 실행하여야 하며 무리한 동작은 삼가해 자기 몸에 맞도록 하여야 하는 것이다.

26. 동작설명

양손을 어깨 부위에 대고 상체를 일으켰다가 무릎을 꿇고, 몸을 뒤로 빼었다 다시 앞으로 나갈 때는 허벅지가 땅에 닿도록 하고 뒤로 빼어서는 좌우로 몸을 움직여 가슴부위에 자극을 준다.

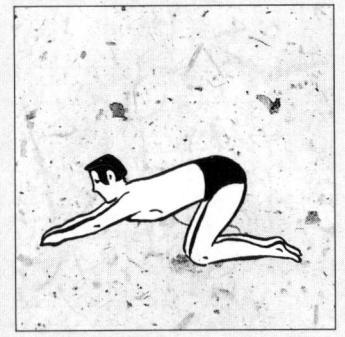

26. 효과

척추를 유연하게 하여 주며 장부(臟腑)를 원활하게 하여 주는 동작이다.

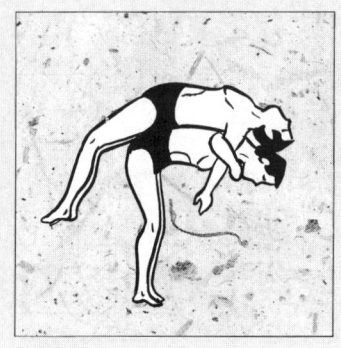

27. 동작설명

두사람이 서로 등을 대고 서서 팔을 걸어 업되 업힌 자는 몸에 힘을 빼고 축 늘어뜨려 주어야 하고, 업는 사람은 중심을 잡고 좌우로 몸을 움직여 주어 업힌자의 척추가 유연하도록 유도하여야 한다. 그리고 다시 교대하여 업는다.

27. 효과

척추(脊椎) 늑골(肋骨) 복근(腹筋) 요근(腰筋) 등을 튼튼하게 하여 주고 몸 속의 각 기관을 원활하게 하여 주며 경직(硬直)되는 몸을 풀어주는데 효과가 있는 동작이다.

제6장 단법(丹法)과 운동(運動)

28. 동작설명

발가락으로 몸을 가볍게 생각하고 제자리 뛰기를 하되 두발 모두 굴러 뛰기도 하고 앞으로 한발 뻗었다 굽혔다 하면서 한발로 뛰기도 한다.

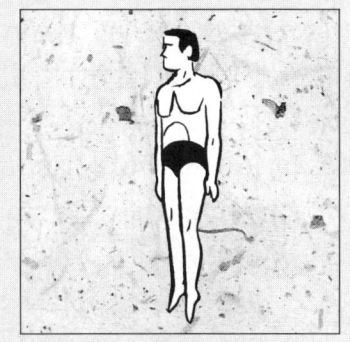

28. 효과

기혈순환(氣血循環)을 촉진시키고 근골(筋骨)을 원활히 하여 주며 온몸의 내외(內外)를 자극하며 심장기능을 강화하여 정동맥(靜動脈) 신경(神經)의 유기(流氣)를 잘 되도록 하여 주는데 효과가 있는 동작이다.

29. 동작설명

뜀뛰기를 끝내고 바로 서지 말고 발을 움직이면서 크게 숨쉬기를 하다가 서서히 서서 숨쉬기를 한다. 그리고 숨을 마실 때는 맑은 공기를 마시고 내쉴 때는 몸 안의 나쁜 것을 내쉰다는 생각을 하고 숨쉬기를 하는 것이 이상적인 것이다.

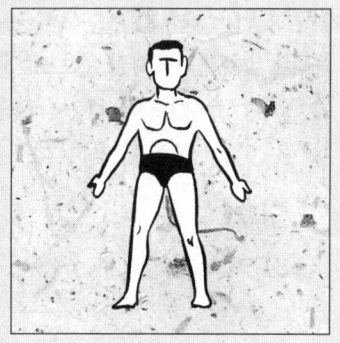

2. 몸속 움직임(臟腑運動)

돌단자리 숨쉬기를 하고 나서 더욱이 몸 속의 모든 장부에 힘을 보내는 몸 움직임이 있으니 그 차례에 따라서 몸놀림이 다르다. 여기에 첫 단계 정각도(正覺道) 수련시에 몸 안의 움직임을 기신법(氣身法)이라 하니 본래는 내기전신행법(內氣全身行法)이라 하는 것이나 줄여 말할 때 '기신법'이라 한다. 다음으로 통기법(通氣法)에서 차원 높은 몸 안의 움직임이 있으니 천화법(天和法)이라 한다. 이도 천신화행법(天身和行法)을 줄여 말할때 '천화법'이라 하는 것이다.

이 모두를 숨쉬기와 맞추고 하늘의 홈(氣)과 조화(調和)를 이룬다는 대원(大願)을 가지고 조용히 하나하나에 정성을 들여 하면 한 만치 몸이 여물어지고 모든 위해가 사라지고 복이 된다는 것을 명심하고 실행하여야 하는 것이다.

세상 만사 무엇이나 정성을 들이지 않고 하면 좋은 결과 또는 좋은 열매를 구할 수 없는 것과 같은 이치다. 정성을 들여 실천하면 모든 병을 물리치는 첩경은 말할 나위도 없고 스스로 감탄하고 행복을 찾아 기쁨의 희열을 안고 스스로 하늘(大白然)과 조상(先靈)에 감사를 느끼고 매사에 빈틈없는 참사람이 될 것을 의심치 않는다.

제 6 장 단법(丹法)과 운동(運動)

(1) 기신법(氣身法)

준비자세

발은 11자(字)가 되게 어깨 넓이로 벌리고 양손은 가슴부위에서 그림과 같이 교차하고 척추와 목 머리 등은 반듯하게 하고 눈은 정면을 바라보고 입은 다물고 선다.

이러한 자세는 기신법(氣身法)의 모든 동작이 끝나면 항시 그대로 하여야 되는 동작임도 명심하여야 한다. 그리고 다음의 동작이 무엇이라는 것도 염두에 두고 있어야 되는 것이다.

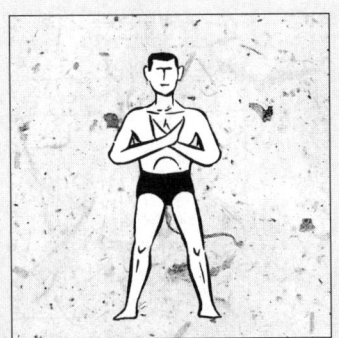

준비자세

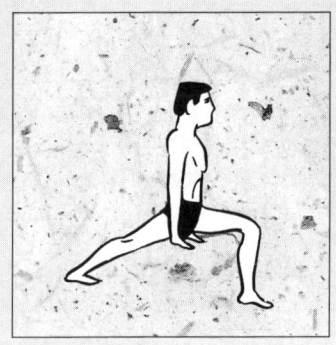

하늘 : 홀매(陰水)
몸속 : 콩팥(腎臟)

1. 효과

 음좌족(陰左足)과 음신(陰腎)에 유기(流氣) 시키므로 콩팥과 그에 부속된 기관이 강화되고 좋아진다.

1. 동작설명

 천천히 준비자세에서 왼발을 앞으로 자기 몸에 맞추어 떼어놓고 뒤의 오른 발가락 바닥에 대고 눌림의 자극을 받게 하고 양손 손바닥으로 바닥을 누르듯이 하되 낮추며 돌단숨을 마시고 멈추어 신장(腎臟)에 기(氣)를 보낸다는 생각을 하고 낮춘 다음 일어서며 숨을 내쉰다.

2. 동작설명

준비자세에서 오른발을 앞으로 자기몸에 맞게 떼어놓고 뒤의 왼발 발가락을 바닥에 눌림의 자극이 가도록 하고 양손 손바닥으로 바닥을 누르듯이 하여야 되며 너무 오르거나 내려도 안되고 숨을 마시고 서서히 낮추어야 한다.

일어서면서 숨을 내쉬고 원위치에서 숨을 고르게 쉬고 다시 준비자세를 취하여 서 있어야 되는 것이다.

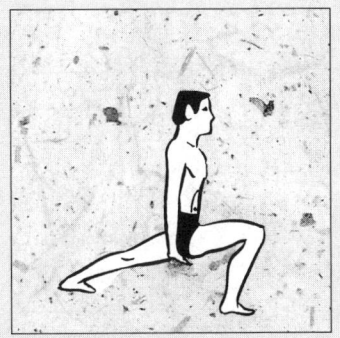

하늘 : 올매(陽水)
몸속 : 오줌통(膀胱)

2. 효과

양우족(陽右足)과 양(陽)의 방광(膀胱)에 유기(流氣)시키므로 오줌통과 이에 부속된 기관이 튼튼하여지고 좋아지는 동작이다.

국선도

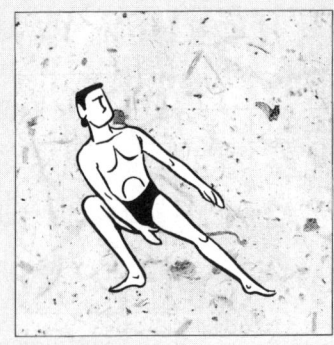

하늘 : 홀묘(陰火)
몸속 : 염통(心臟)

3. 효과

음(陰)의 신부(身部)와 음(陰)의 심장(心臟)에 유기(流氣)시키므로 염통과 그에 부속된 기관이 강화되며 좋아지는 효과가 있는 동작이다.

3. 동작설명

준비자세에서 왼발을 좌측(左側)으로 멀리 내딛고 상체(上體)를 오른쪽으로 멀리 젖히되 왼발 배 머리가 일직선(一直線)이 되게 하고 양손은 그림과 같이 왼발쪽으로 뻗어 양손바닥이 서로 마주 보게 하고 숨을 마시어 멈추고 심장(心臟)에 의식을 집중하여 유기(流氣)시키고 있다가 원위치로 일어서며 숨을 내쉰다.

일어서서 역시 편안한 숨쉬기를 하고 다시 준비자세를 취하고 있어야 된다. 이때에 어지럽거나 숨이 차면 잠시 쉬었다 하여야지 무리하게 하면 오히려 몸에 해롭다는 것도 명심하여 실행하여야 되는 것이다.

제6장 단법(丹法)과 운동(運動)

4. 동작설명

준비자세에서 오른발을 우측(右側)으로 멀리 내딛고 상체(上體)를 왼쪽으로 멀리 젖히되 오른발 배 머리가 일직선(一直線)이 되게 하고 양손 그림과 같이 양손 바닥이 서로 마주 보게 하고 숨을 마시어 멈추고 소장(小腸)에 의식을 집중하여 유기(流氣)시키고 있다가 천천히 일어나며 숨을 내쉰다.

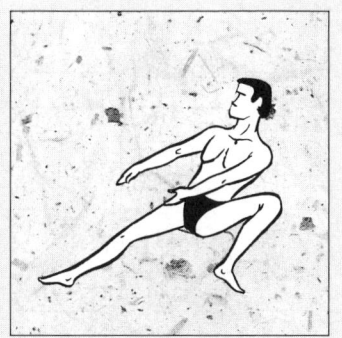

하늘 : 을묘(陽火)
몸속 : 작은창자(小腸)

4. 효과

양(陽)의 신부(身部)와 양(陽)의 소장(小腸)에 유기(流氣)시키므로 작은 창자와 그에 부속된 기관이 강화되고 좋아지는 효과가 있는 동작이다.

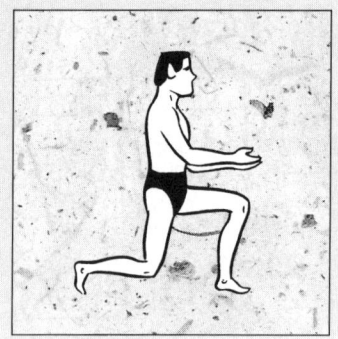

하늘 : 홀남(陰木)
몸속 : 간(肝臟)

5. 효과

음(陰)의 좌족(左足)과 음(陰)의 간장(肝腸) 유기(流氣)로 간장과 그에 부속된 기관이 튼튼하여지고 좋아지는 효과가 있는 동작인 것이다.

5. 동작설명

준비자세에서 왼발 앞으로 내딛고 오른발은 무릎굽혀 바닥에 대고 왼발 무릎 굽혀 세우고 돌단 깊숙이 숨을 마시고 멈추되 양손은 무거운 물체를 드는 듯이 아래서부터 팔굽 굽혀 손바닥 하늘을 향하게 하고 양팔 옆구리에 대고 그림과 같이 하여 간장(肝臟)에다 유기(流氣)시킨다는 생각을 하고 하여야 되며 일어서면서 숨을 내쉰다.

6. 동작설명

준비자세에서 오른발 앞으로 내딛고 양무릎 굽히되 오른발 세우고 왼발 바닥에 대고 돌단 숨을 마시고 멈추어 담부(膽腑)에 유기(流氣)시킨다는 생각을 하고 양손은 무거운 물체를 드는 듯이 천천히 손바닥을 하늘을 향하게 하고 그림과 같은 높이로 올린다.

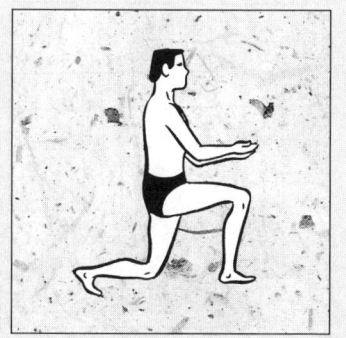

하늘 : 올남(陽木)
몸속 : 쓸개(膽)

6. 효과

양(陽)의 우족(右足)과 양(陽)의 담부(膽腑)에 유기(流氣)로 쓸개와 그에 부속된 기관이 튼튼하고 좋아지는 효과가 있는 동작이다.

국선도

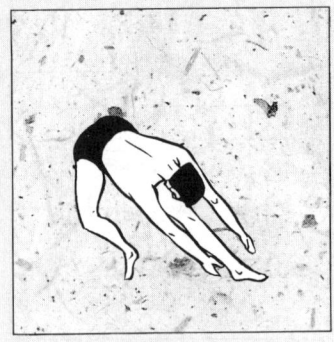

하늘 : 홀단(陰金)
몸속 : 허파(肺臟)

7. 효과

 음(陰)의 좌족(左足)과 음(陰)의 폐장(肺臟) 유기(流氣)로 허파와 그에 부속된 기관이 강화되며 좋아지는 효과가 있는 좋은 동작이다.

7. 동작설명

 준비자세에서 왼발을 좌측(左側)으로 내딛고 오른발 무릎을 바짝 굽히고 상체(上體)를 왼발 방향으로 바짝 숙이며 양손도 따라서 그림과 같이 양손바닥 서로 마주 보게 하고 돌단자리 숨을 마시고 멈추어 폐장(肺臟)에 기(氣)를 보낸다는 생각을 하고 그림과 같은 동작을 취한 다음 일어서며 숨을 내쉰다.

제6장 단법(丹法)과 운동(運動)

8. 동작설명

준비자세에서 오른발을 우측(右側)으로 내딛고 왼발 무릎 바짝 굽히고 상체(上體)를 오른발 방향으로 바짝 숙이고 양손 따라서 그림과 같이 양손바닥 서로 마주 보게 하고 돌단자리 숨을 마시고 멈추어 대장(大腸)에 기(氣)를 집중적으로 보낸다는 생각을 하고 그림과 같은 동작을 취하고 일어서며 숨을 내쉰다.

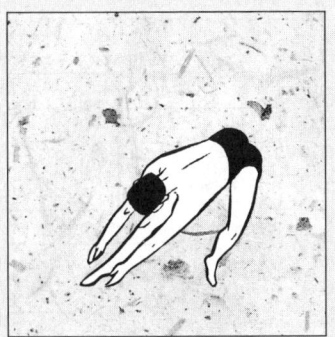

하늘 : 올단(陽金)
몸속 : 큰창자(大腸)

8. 효과

양(陽)의 우족(右足)과 양(陽)의 대장부(大腸腑) 유기(流氣)로 큰 창자와 그에 부속된 기관이 강화되며 좋아지는 효과가 있는 동작이다.

국선도

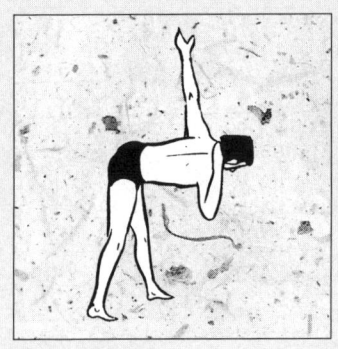

하늘 : 흙모(陰土)
몸속 : 지라(脾臟)

9. 동작설명

준비자세에서 상체(上體)를 천천히 앞으로 숙이고 오른손은 목뒤를 잡고 왼손은 뻗쳐 서서히 상체를 좌측(左側)으로 틀되 왼손도 그림과 같이 함께 하늘을 향하게 튼다.

숨은 돌단 깊숙히 마시고 멈춘 다음 비장(脾臟)에 기(氣)를 보낸다 생각하고 있다가 몸통을 천천히 바로 틀며 숨을 내쉬고 일어선다.

9. 효과

음신(陰身)과 음비(陰脾) 유기(流氣)로 지라와 그에 부속된 기관이 튼튼하고 좋아지는 효과가 있다.

10. 동작설명

준비자세에서 상체를 천천히 앞으로 숙이고 왼손 목뒤 잡고 오른손 그림과 같이 몸통 우측(右側)으로 틀 때 같이 틀고 돌단 깊숙히 숨을 마시어 멈추고 위(胃)에 기(氣)를 보낸다 생각하고 있다가 천천히 몸통 바로 틀며 숨을 내쉬고 일어선다.

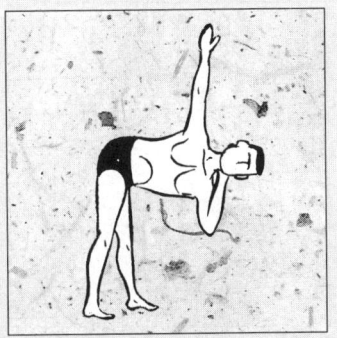

하늘 : 올모(陽土)
몸속 : 밥통(胃)

10. 효과

양신(陽身)과 양위(陽胃) 유기(流氣)로 밥통과 그에 부속된 기관이 튼튼하여 지는 좋은 효과가 있는 동작이다.

정리자세

기신법(氣身法)을 올바로 하면 조금만 강하게 하여도 어지러운 증세가 있으므로 한 동작이 끝나면 반드시 숨쉬기를 편안히 해 주고 편안한 상태에서 숨이 차지 않고 고르며 동작에 지장이 없다고 느낄 때 다음 동작에 임해야 되는 것인데 남이 하니 나도 되겠지 하는 생각은 절대 말아야 되는 것이다.

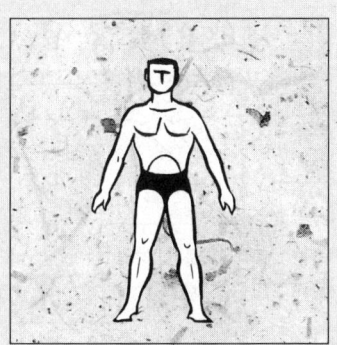

정리자세

(2) 천화법(天和法)

1. 동작설명

양손을 앞으로 뻗치고 손목을 굽히되 손바닥을 밖으로 하고 손가락을 땅으로 향하고 오른발을 왼쪽 무릎 위에 얹고서 돌단 깊숙히 숨을 마시어 멈추고 왼발을 천천히 무릎을 굽히어 내리되 힘을 콩팥에 보낸다는 생각을 하고 몸을 아주 낮추어 내린 다음 천천히 숨을 내쉬며 다시 일어나 원래대로 선다.

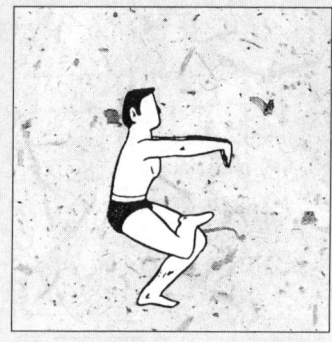

하늘 : 홀매(陰水)
몸속 : 콩팥(腎臟)

2. 동작설명

발을 바꾸고 위와 같음.

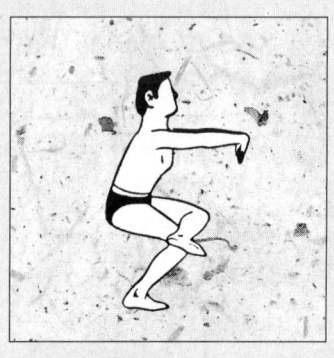

하늘 : 올매(陽水)
몸속 : 오줌통(膀胱)

제 6 장 단법(丹法)과 운동(運動)

3. 동작설명

왼발을 앞으로 멀리 내딛고 무릎 굽히고 바른발 뒤로 쭉 뻗치고 왼손 앞으로 뻗치어 손바닥 앞을 향하게 손목을 굽히고 바른손을 왼쪽 무릎 쪽 밑으로 낮추되 손목을 안으로 굽혀 손가락을 안으로 향하게 하고, 손등은 바깥을 향하게 하고 돌단 깊숙히 숨을 들여 마시어 멈추고 눈은 왼손의 손가락 끝을 바라보고 간에다 힘을 보낸다 생각하고 몸을 천천히 낮춘다. 숨을 내쉬며 천천히 본래 대로 일어선다.

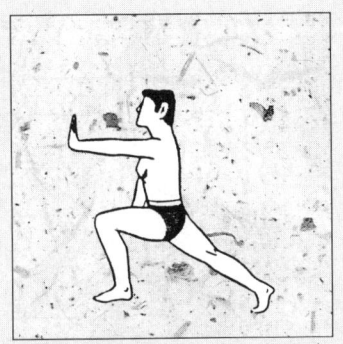

하늘 : 홀남(陰木)
몸속 : 간(肝臟)

4. 동작설명

몸의 모습만 바꾸고 위와 같음.

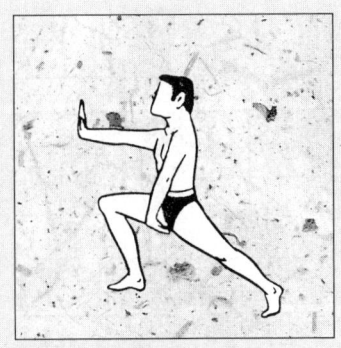

하늘 : 올남(陽木)
몸속 : 쓸개(膽)

국선도

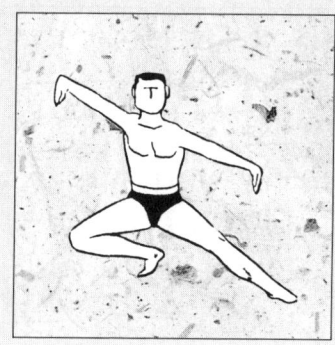

하늘 : 흘묘(陰火)
몸속 : 염통(心臟)

5. 동작설명

 왼발을 왼쪽으로 멀리 쭉 뻗고 오른쪽 무릎을 굽히고 양손 좌우로 그림과 같이 벌려서 뻗치어 손목 안으로 굽히고 오른손을 조금 위로 하고 왼손을 아래로 조금 낮추되 일직선이 되도록 하고 돌단에 숨을 깊이 마시고 멈추어 염통에 힘을 보낸다 생각하고 천천히 몸을 낮추고 숨을 내쉬며 천천히 본래대로 다시 돌아간다.

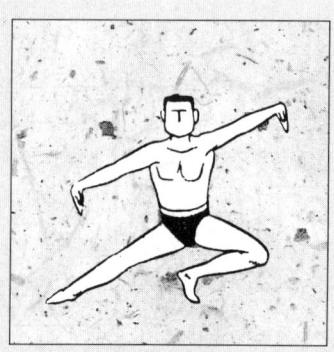

하늘 : 올묘(陽火)
몸속 : 작은창자(小腸)

6. 동작설명

 발만 바꾸고 위와 같음.

7. 동작설명

왼발을 앞으로 멀리 내딛고 무릎을 굽히어 오른발을 쭉 뻗치고 왼손 위에서 손목 아래로 굽히고 바른손 밑에서 위로 손목을 굽히어 서로 응하고 돌단 숨을 깊이 마시어 멈추고 양손을 뻗고 몸을 왼쪽 방향으로 돌리며 지라에 힘을 보낸다 생각하고 몸을 천천히 낮춘 다음 천천히 숨을 내쉬며 본래 대로 일어선다.

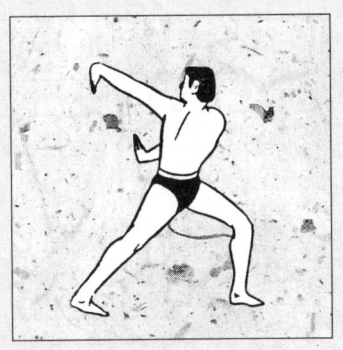

하늘 : 흘모(陰土)
몸속 : 지라(脾臟)

8. 동작설명

몸의 모습만 바꾸고 위와 같음.

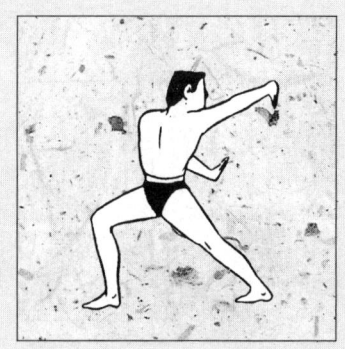

하늘 : 올모(陽土)
몸속 : 밥통(胃)

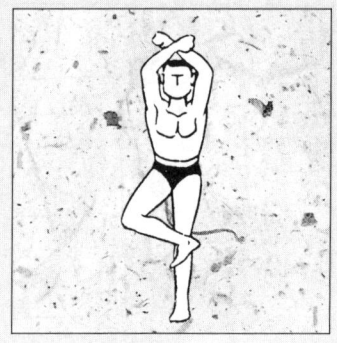

하늘 : 홀단(陰金)
몸속 : 허파(肺臟)

9. 동작설명

 양손을 머리 위로 뻗치어 주먹을 쥐고 양 손목을 서로 엇갈리게 하고 오른발을 들어 왼발의 무릎에 얹고 돌단 깊숙히 숨을 마시어 멈추고 허파에 힘을 보낸다 생각하고 윗몸(上體)을 천천히 왼쪽 방향으로 돌린 다음 천천히 숨을 내쉬며 본래대로 일어선다.

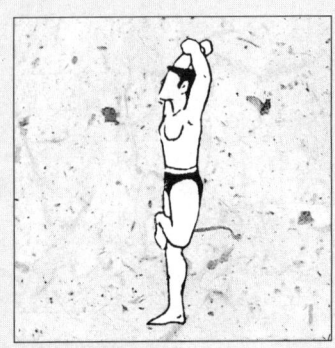

하늘 : 올단(陽金)
몸속 : 큰창자(大腸)

10. 동작설명

 몸의 모습만 바꾸고 위와 같음.

3. 말정리운동(末整理運動)

1. 동작설명

머리와 손을 바닥에 대고 몸 전체를 거꾸로 서 있는 동작으로 양손과 머리가 삼각(三角)이 되도록 하여 천천히 숨을 조절하며 설 것. 이러한 동작이 안 되는 자는 팔꿈치에다 발의 무릎을 올려 놓거나 그것도 안 되면 머리만 바닥에 대고 양발 바닥에 대고 양손 깍지 끼어 등 뒤에 얹고 하다가 차츰 숙달되면 그림과 같이한다.

특히 이 동작을 하기에 앞서 목의 준비운동을 하여주고 반드시 하여야 하며 끝나고도 갑자기 일어서지 말고 천천히 목을 만져주고 목운동을 가볍게 하고서 일어나야 하며 거꾸로 서 있을 때는 돌단자리 숨쉬기를 하여야 하는 것이다.

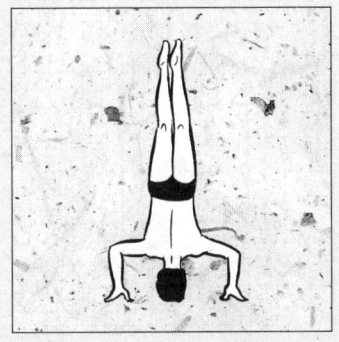

1. 효과

오장육부와 그에 부속된 모든 기관을 안위케 하고 기혈순환(氣血循環)을 도와 수승화강(水昇火降)의 작용을 원활하게 하여주어 머리를 맑게 하고 백회(百會), 신회(顖會), 전정혈(前頂穴) 등의 자극으로 두통(頭痛), 빈혈(貧血), 목병(目病), 심장병(心臟病)에 좋은 효과가 있는 동작이다.

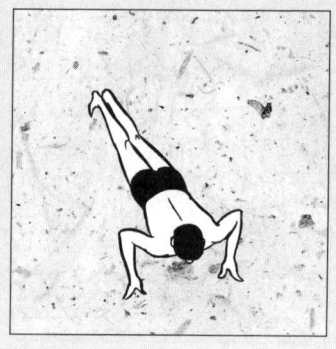

2. 동작설명

손가락 발가락만 바닥에 대고 몸 전체를 엎드려 뻗쳐 자세로 팔을 굽혔다 폈다 하는 동작을 반복하는 것이다.

2. 효과

상완골(上腕骨), 늑골(肋骨), 척골(尺骨), 수근골(手根骨)과 광경근(廣頸筋), 척근(脊筋), 흉근(胸筋), 복근(腹筋) 등이 튼튼하여지며 특히 손가락의 소상(少商), 상양(商陽)부터 소해(少海)까지와 발의 은백(隱白)부터 지음혈(至陰穴)까지 자극하여 장부가 강인하여 지는 것이다.

제6장 단법(丹法)과 운동(運動)

3. 동작설명

두 사람이 서로 발을 마주 걸고 양손 목뒤에 깍지 끼어 대고 한 사람이 일어나면 한 사람은 눕고 누운 사람이 일어나면 앉은 사람은 눕는 것을 반복하는 동작이다.

언제나 숨을 조절하면서 행하여야 한다. 그림과 같이 동작을 행한다.

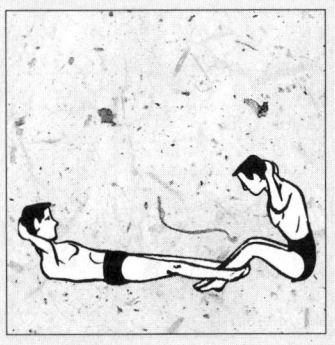

3. 효과

대흉근(大胸筋), 척추(脊椎), 늑골(肋骨), 복근(腹筋), 배근(背筋), 대퇴직근(大腿直筋), 박근(薄筋), 대(大)·중(中)·소둔근(小臀筋) 등이 튼튼하여 지며 환도(環跳) 합양(合陽) 충문(衝門) 장강(長强) 통곡혈(通谷穴)의 자극으로 호흡기병(呼吸器病) 굴신불능(屈伸不能) 요통(腰痛) 신경통(神經痛)에 좋은 효과가 있는 동작이다.

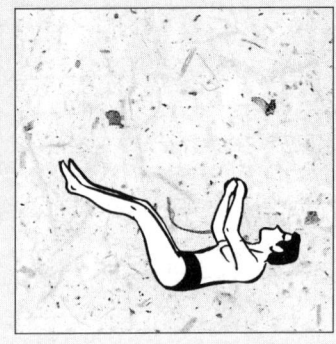

4. 동작설명

　누워서 양손 양발 들어 흔들기도 하고 뻗었다 굽혔다도 해 준다.

4. 효과

　온몸에 기혈순환(氣血循環)이 잘 되도록 해 주며 특히 손발의 경직(硬直)을 풀어주는 데 효과가 있는 동작이다.

제 6 장 단법(丹法)과 운동(運動)

5. 동작설명

양손 옆구리에 대고 허리를 좌(左)로 가볍게 6회~8회 돌리고 다시 우(右)로 6회~8회 돌리는 것이다.

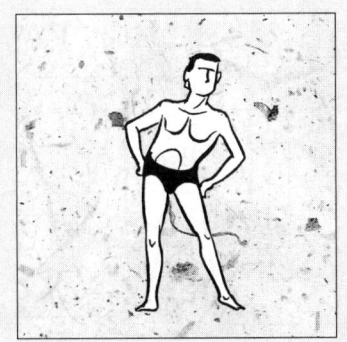

5. 효과

몸과 마음의 모든 긴장을 풀어주어 기혈순환(氣血循環)이 잘 되도록 하며 척추(脊椎), 늑골(肋骨), 근육(筋肉), 골절(骨節), 신경(神經), 동정맥(動靜脈)과 장부 각 기관에 수승화강(水昇火降)이 잘 되고 음양조화(陰陽調和)가 이루어 지도록 하여 주는 효과가 있는 동작이다.

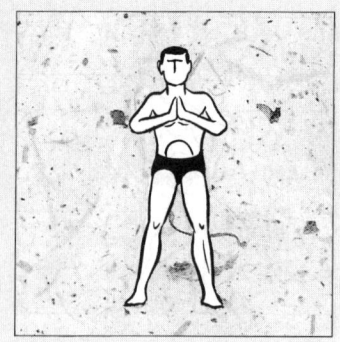

6. 효과

6. 동작설명

　동작이 끝나면 크게 숨쉬기를 하여주어 조신(調身)과 조식(調息)과 조심(調心)이 동시에 이루어져 정체(正體)와 정식(正息)과 정심(正心)이 되어야 되는 것이다.

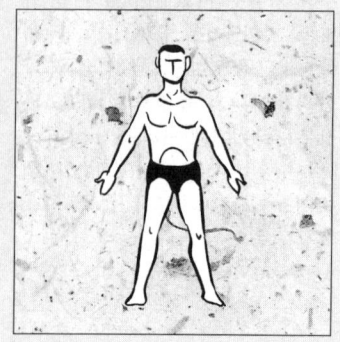

7. 효과

7. 동작설명

　6번과 같음.

제 7 장 중기단법 행공

제1절 중기단법 전편
제2절 중기단법 후편

제7장 중기단법 행공(中氣丹法 行功)

중기단법 행공은 국선도 단전 호흡법의 첫 단계로서 숨을 마실 때 단전에서 기(氣)를 돌돌 말면서 하는 것이나 대개 단전 자리를 잡는데 치중하고 기(氣)를 돌리는 것은 건곤단법에서부터 하게 된다.

숨을 마시는 시간과 내쉬는 시간을 고르게 하되 자연스럽게 동작에 맞춰서 한다. 공기 중에서 공(空)은 폐에 머무르고 기(氣)는 아랫배에 머물러(天氣) 우리가 먹은 음식 중에서 생긴 기(氣=地氣)와 하단전에서 합하여 단기(丹氣)가 되며, 단기는 흔히 우리가 정신, 정력, 정기에 쓰는 정(精)인 것이다. 정(精)은 우리말로 '힘'이며 그것이 작용하는 기운을 백(魄)이라 하여 정력하면 백(魄)의 뿌리인 것이다.

정력(精力)은 머리로 올라와서 영(靈)의 기운을 이루어 상단(上丹)을 작용시키며, 다시 마음〔心〕으로 내리어 혼(魂)으로서 역할하니 중단(中丹)을 이룬다.

사람이 신명(神明)하다고 하는 것은 혼의 기운〔魂氣〕에 의

하는 것이며, 흔히 혼비백산(魂飛魄散)이라는 것은 사람의 죽은 상태를 뜻하며, 혼은 날라가고 몸은 흩어졌다는 뜻이다. 중기단법은 이러한 영(靈)과 혼(魂)과 백(魄)의 작용을 원활하게 하는 기초가 되는 호흡이다.

제 1 절 중기단법 전편(中氣丹法 前篇)

1. 해설(解說)

우주의 모든 존재가 현상태로 유지할 수 있음은 중심적 기운의 작용이다. 유교나 불교나 선도에 있어서 모든 존재 사물의 균형과 조화와 화합의 근원적 작용으로서 제시하는 개념을 모두 중(中)으로서 볼 수 있다.

중(中)은 모든 사물과 존재 및 현상에 있어서까지도 그 자체가 될 수 있는 중심적 작용이라 하겠는데 우리 인체 내에서도 음(陰)적인 작용과 양(陽)적인 작용이 이루어져 수기(水氣)는 오르고 화기(火氣)는 내리게 하며, 기혈(氣血)이 순환하게 하는 것이 중(中)의 작용이다.

사람에게 있어서 중(中)의 역할을 하는 장기는 비장과 위장이다. 그러므로, 중기(中氣)는 생명 유지에 있어 중요한 생리이며 원활히 작용하기 위해서는 인체 내에서의 음과 양의 작용이 충실하고 진실해야 한다.

중기(中氣)는 세 가지의 작용이 있는데, 첫째, 보급(補給), 둘째, 단합(團合), 세째, 보전(保全)이다. 생명을 담고

제 7 장 중기단법 행공 (中氣丹法 行功)

있는 한몸에 있어서 음과 양의 기운이 단합되면 생존이요 분리되면 사망하게 되는 것으로 중기(中氣)라는 것은 음이나 양에 치우치지 않는 조화된 기운으로 양도 있고 음도 있는 참된 결실로 음양이 조절된 성품을 갖추고 유에서, 무로, 무에서 유로 바뀌면서 교체되기도 한다.

하단전에서 생동의 힘이 간으로 나와 생신(生新)한 기혈(氣血)이 내 몸을 보하고 키우는 것이다. 이러한 의미에서 중기단법(中氣丹法)은 수도의 첫 단계로 삼는다.

2. 행공도(行功圖)
1. 동작설명
서서 양손 가슴 부위에서 합장하여 단전호흡

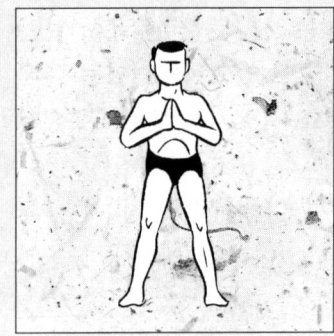

1. 행공도
   본법 : 일신일심법(一身一心法)
   별법 : 정법(正法)

행공해설
 심신을 통일하여 오장(五臟)에 은은한 압박으로 우수양(右手陽)과 좌수음(左手陰)의 합류로 고요한 경지에서 행공

제7장 중기단법 행공(中氣丹法 行功)

2. 동작설명

서서 양손을 떼지말고 그대로 단전에 갖다 대되 엄지손가락과 둘째 손가락을 떼지 말고 붙여서 대고 단전 호흡

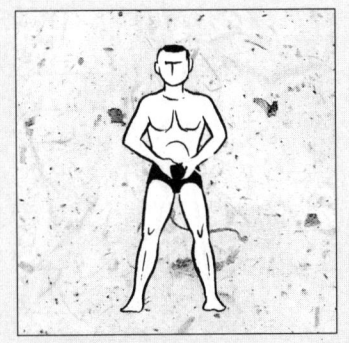

2. 행공도
본법 : 일신일심법(一身一心法)
별법 : 좌법(座法)

행공해설

오장(五臟)을 완화시켜 주는 동작으로 단전 호흡의 정확성을 확인하며, 손의 감촉으로 단전에 열기를 유통시켜 육부(六腑)를 완화시키는 행공

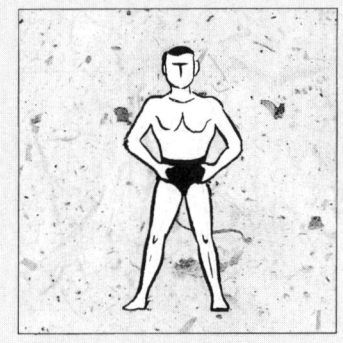

3. 동작설명
　서서 양손을 단전 좌우편에 대고 단전 호흡

3. 행공도
　본법 : 일신일심법(一身一心法)
　별법 : 입법(立法)
행공해설
　좌우 육부(六腑)의 호흡에서 오는 기능을 확인하며 직립하여 움직이는 자기의 상태를 양손의 촉감으로 확인하는 행공

제 7 장 중기단법 행공(中氣丹法 行功)

4. 동작설명

 서서 양손을 단전 좌우편에 대고 숨을마실때 좌측만 은은히 누르고 다시 마실때는 우측을 눌려 교대로 하며 단전 호흡

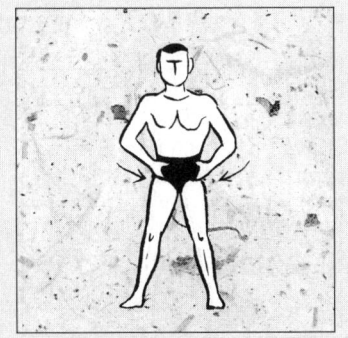

4. 행공도
  본법 : 일신일심법(一身一心法)
  별법 : 측법(側法)

행공해설

 좌우 부혈(駙穴)에 은은한 압박을 가하여 줌으로써 단전의 기능을 강화시켜 주는 행공

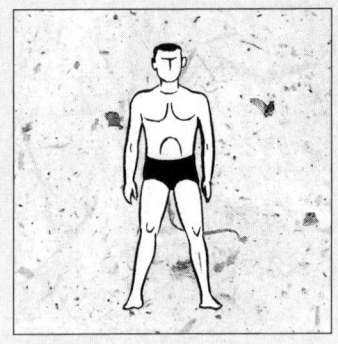

5. 동작설명
　서서 자연스럽게 양손을 축 늘어뜨리고 단전 호흡

5. 행공도
　본법 : 일신일심법(一身一心法)
　별법 : 동법(動法)
행공해설
　위의 네 가지 동작에서 긴장되었던 것을 풀어 주며 아울러 다음 동작에 대한 준비 행공

제 7 장 중기단법 행공(中氣丹法 行功)

6. 동작설명

서서 양손을 겨드랑이에 자연스럽게 끼고 단전 호흡

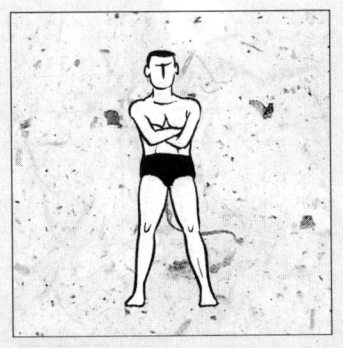

6. 행공도
  본법 : 정심법(正心法)
  별법 : 합법(合法)
행공해설
  오장(五臟)의 기능에 은은한 압박을 가하여 합류시키는 행공

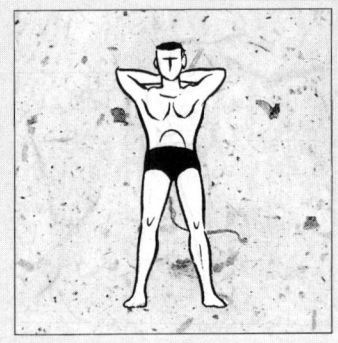

7. 동작설명

　서서 양손을 목 뒤에 깍지 끼고 머리는 뒤로 젖히며, 손을 앞으로 은은히 당기고 단전 호흡

7. 행공도
　본법 : 정심법(正心法)
　별법 : 신법(身法)

행공해설
　압박시켰던 오장(五臟)을 완화시켜 오장 기능을 촉진시켜 벌려주는 행공

제 7장 중기단법 행공(中氣丹法 行功)

8. 동작설명

서서히 상체를 앞으로 숙이고 양손을 축 늘어뜨리면서 고개를 들고 단전 호흡

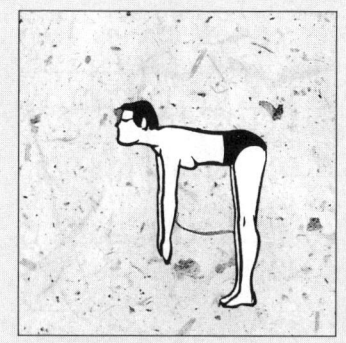

8. 행공도
 본법 : 정심법(正心法)
 별법 : 낙법(洛法)
행공해설
 직립하여 긴장되었던 오장 육부를 자연스러운 위치로 전환시키는 행공

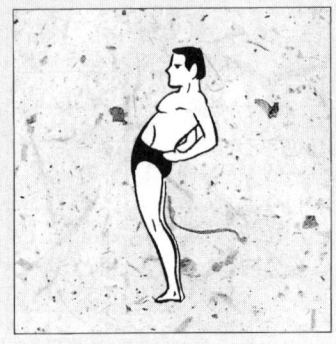

9. 동작설명

　서서히 상체를 뒤로 젖히고 고개를 앞으로 숙이면서 양손을 뒤로 하여 허리에 수직으로 대고 단전 호흡

9. 행공도
　본법 : 정심법(正心法)
　별법 : 역법(力法)

행공해설
　오장 육부 전체에 압박을 가하며, 횡경막 깊숙이 양기를 단전에 충만시키는 행공

10. 동작설명

서서 자연스럽게 양손을 축 늘어뜨리고 발끝에 힘을 주어 뒤꿈치를 드는 기분으로 몸을 좌우로 움직이며 단전 호흡

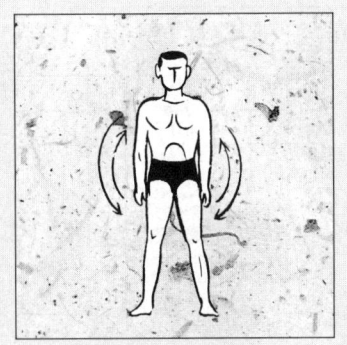

10. 행공도
본법 : 정심법(正心法)
별법 : 동법(動法)

행공해설

위의 네 가지 동작에서 긴장되었던 것을 풀어 주며 아울러 다음 동작에 대한 준비 행공

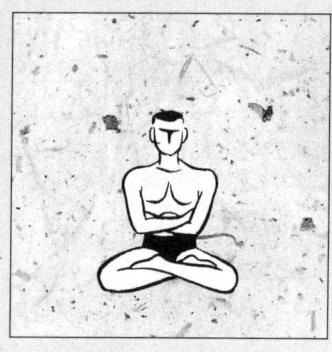

11. 동작설명

　가부좌 자세로 양손을 겨드랑이에 자연스럽게 끼고 단전 호흡

11. 행공도
　　본법 : 해심법(解心法)
　　별법 : 합법(合法)

행공해설
　오장 육부의 기능을 은은한 압박을 가하여 합류시키는 행공

12. 동작설명

가부좌 자세로 양손을 목 뒤에 깍지 끼고 머리는 뒤로 미는 듯 손은 앞으로 은은히 당기고 단전 호흡

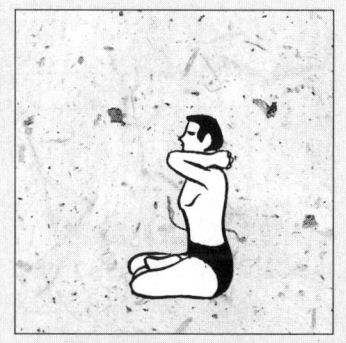

12. 행공도
본법 : 해심법(解心法)
별법 : 신법(身法)

행공해설
  압박하였던 오장 육부의 기능을 완화시켜 촉진 작용과 벌려 주는 행공

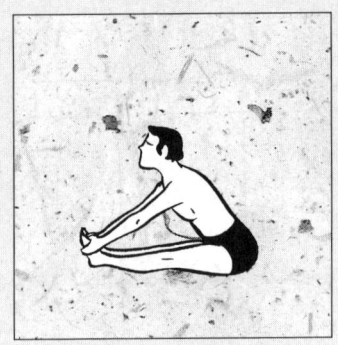

13. 동작설명
 양발을 앞으로 뻗쳐 양손으로는 발가락을 잡고 고개를 들면서 단전 호흡

13. 행공도
본법 : 해심법(解心法)
별법 : 낙법(洛法)

행공해설
 직립하여 있던 오장 육부를 자연스러운 위치로 전환시키며 장부(臟腑)에 화기(火氣)를 일으켜 수승 화강 작용(水昇·火降作用)을 촉진

제7장 중기단법 행공(中氣丹法 行功)

14. 동작설명
발을 뻗은 채 상체 뒤로 젖히고 양손으로는 땅을 짚은 다음 고개는 정면을 바라보고 단전 호흡

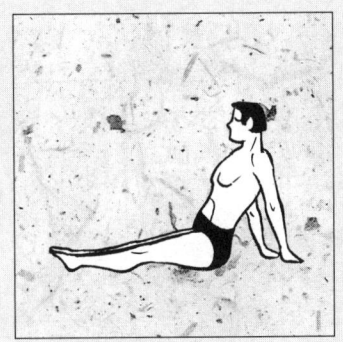

14. 행공도
본법 : 해심법(解心法)
별법 : 역법(力法)

행공해설
장부(臟腑)의 압박을 풀어 주며 수승(水昇)을 촉진시킴으로써 생기 생혈(生氣生血)의 혈행을 촉진시키는 행공

국선도

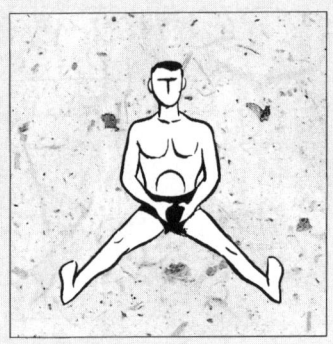

15. 동작설명
 발을 뻗은 채 자연스럽게 앉아서 단전 호흡

15. 행공도
　본법 : 해심법(解心法)
　별법 : 동법(動法)
행공해설
 위의 네 가지 동작에서 긴장되었던 것을 풀어 주며 아울러 다음 동작에 대한 준비 행공

16. 동작설명

양발을 좌우로 넓게 벌리고 무릎 뒤를 손으로 잡으면서 가슴을 펴고 단전 호흡

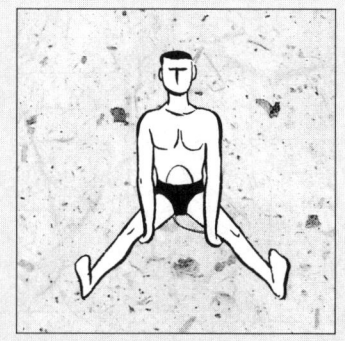

16. 행공도
본법 : 휴심법(休心法)
별법 : 전법(前法)

행공해설

하단전에 의식을 집중하고 척추 신경을 바로 세워 하부로부터 오는 하중을 받아 척추가 강하여지며 수승 화강(水昇火隆)을 촉진

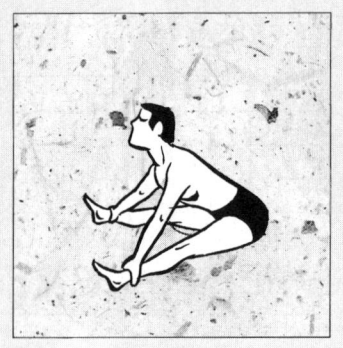

17. 동작설명
 양발을 좌우로 넓게 벌리고 양손으로 발목을 잡은 뒤 상체를 앞으로 바짝 숙이고 고개를 들면서 단전 호흡

17. 행공도
 본법 : 휴심법(休心法)
 별법 : 후법(後法)

행공해설
 오장 육부에 입박을 가하여 척추와 손발의 힘에 작용을 시켜 생기(生氣), 생혈(生血) 순환을 촉진

제 7 장 중기단법 행공(中氣丹法 行功)

18. 동작설명

발을 벌린 채 왼편으로 틀며 왼손 손끝으로 땅을 짚고 오른손은 단전에 대고 단전 호흡

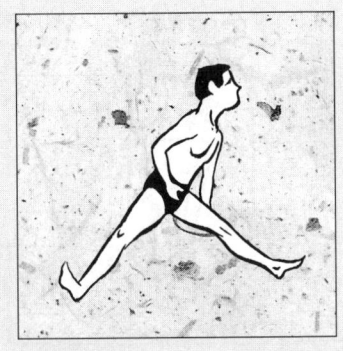

18. 행공도
본법 : 휴심법(休心法)
별법 : 좌법(左法)

행공해설
장부(臟腑) 왼편에 압박을 가하고 오른편 장부에 열기를 승(昇)하게 하여 신경과 근육 작용을 촉진

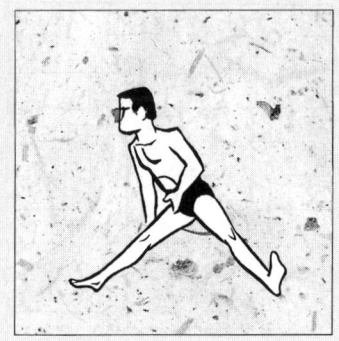

19. 동작설명
　위의 18번 좌법의 반대

19. 행공도
　　본법 : 휴심법(休心法)
　　별법 : 우법(右法)
행공해설
　오른편 골육 신경에 압박을 가하고 왼편 골육 신경 완화로써 신진 대사를 촉진시키는 행공

20. 동작설명

발을 벌린 채 숨을 마시며 상체 앞으로 숙이고, 내쉬며 상체 들며 단전 호흡

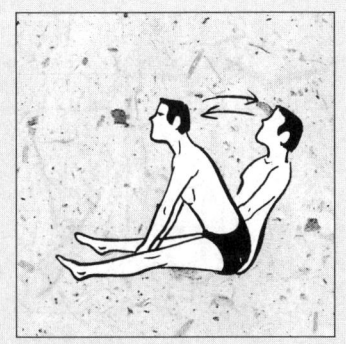

20. 행공도
　　본법 : 휴심법(休心法)
　　별법 : 동법(動法)

행공해설

위의 네 가지 동작에서 긴장되었던 것을 풀어 주며 아울러 다음 동작에 대한 준비 행공

국선도

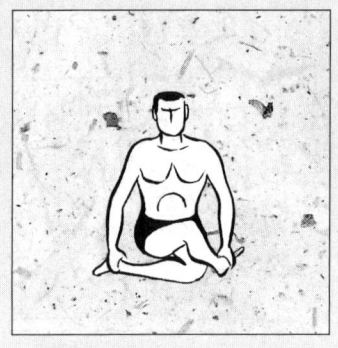

21. 동작설명
양발을 바짝 포개고 상체를 앞으로 숙이면서 고개를 들고 양손은 양발의 용천혈(勇泉穴)을 엄지 손가락으로 누르며 단전 호흡

21. 행공도
　본법 : 동심법(動心法)
　별법 : 상법(上法)
행공해설
　하단전에 압박을 가하고 장부(臟腑)의 압박으로 열기를 촉진시켜 호흡기관에 기능을 촉진시키며 용천혈을 누름으로써 장부 작용을 촉진

제7장 중기단법 행공(中氣丹法 行功)

22. 동작설명

무릎을 꿇고 앉아 양손을 축 늘어뜨리고 가슴을 펴면서 단전 호흡

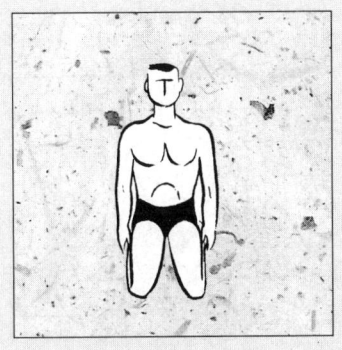

22. 행공도
　본법 : 동심법(動心法)
　별법 : 하법(下法)
행공해설
　뼈, 몸, 신경, 장부의 기능 완화로 모든 기관의 작용을 촉진

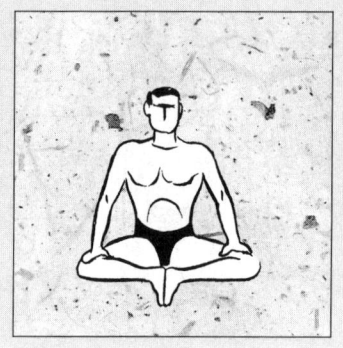

23. 동작설명

양발바닥을 마주 대어 앞으로 당기고 양무릎을 양손으로 누르면서 상체를 앞으로 숙인 뒤 고개는 들어 단전 호흡

23. 행공도
　　본법 : 동심법(動心法)
　　별법 : 중법(中法)
행공해설
　손발의 신경, 뼈, 몸 작용 촉진과 장부 작용을 촉진

24. 동작설명

양 무릎을 모아 세우고 양손을 무릎 위에 넣어 끌어당기며 고개를 들고 단전 호흡

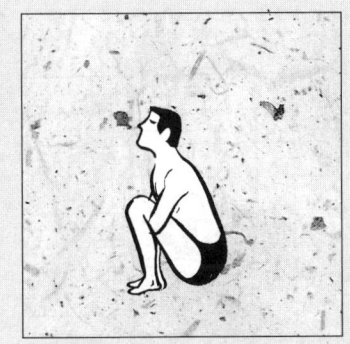

24. 행공도
본법 : 동심법(動心法)
별법 : 압법(壓法)

행공해설

하단전 압박으로 단(丹)의 화색(火色) 촉진으로 전신을 생기, 생혈을 촉진시키는 행공

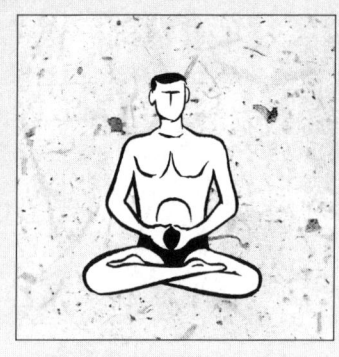

25. 동작설명
자연스러운 자세로 앉아서 단전호흡

25. 행공도
   본법 : 동심법(動心法)
   별법 : 동법(動法)

행공해설
  위의 네 가지 동작에서 긴장되었던 것을 풀어 주며 아울러 다음 동작에 대한 준비 행공

제 2 절 중기단법 후편(中氣丹法 後篇)

1. 해설(解說)

우주 안의 모든 존재가 중심을 잃으면 없어지거나 파괴되는 것이다. 사람에게 있어서 중심의 역할을 해 주는 것은 비장과 위장으로서, 인체 가운데에 있어 다른 모든 장기(長期)를 통하여 생성한 기운과 혈액으로 소모되는 기혈(氣血)을 보충해 준다.

위장은 음식을 받아들여 수화기혈(水火氣血)의 원료를 모으고 소장으로 보내어 진액이 되며, 이 진액은 하단전을 통하여 간으로 나와 생명 활동에 필요한 기혈(氣血)이 되므로 생명의 문이라 하는 것이며, 형신(形身)을 보양한다.

비장은 적혈구와 백혈구, 임파구를 제조, 정리하고 보관하여 생리적으로 요구될 때 피를 통하여 보내 주고 조절, 보충해 준다.

정맥과 동맥은 이 기혈(氣血)을 받아 진실하게 되고 몸을 움직일 수 있게 되며, 잠시의 쉼도 없이 순환 작용을 한다.

비장과 위장이 튼튼하면 다른 내장들 역시 튼튼하게 되어 비장과 위의 작용을 거쳐 작은창자까지 내려와서 소화된 진액을 하단전까지의 깊은 심호흡으로 행공(行功)하여 최대 건강과 전지 전능한 도력을 쌓을 수 있는 것이다.

국선도

2. 행공도(行功圖)
1. 동작설명
서서 단전을 약간 내밀고 양손 엄지손가락을 맞대어 단전에 댄 채 상체를 약간 뒤로 젖히며 고개는 앞으로 숙이고 단전 호흡

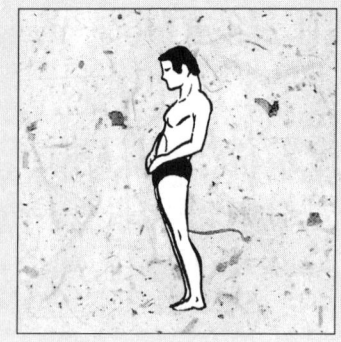

1. 행공도
   본법 : 신심법(身心法)
   별법 : 전법(前法)

행공해설
단전에 모든 의식을 집중함으로써 오장 육부가 수승 화강(水昇火降) 작용에서 열승(熱昇)시키는 행공

제7장 중기단법 행공(中氣丹法 行功)

2. 동작설명

서서 양손 전법(前法)과 같이 하고 상체 앞으로 약간숙이고 고개들고 단전 호흡

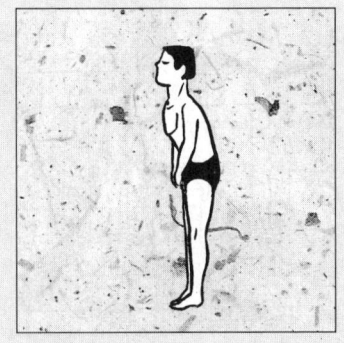

2. 행공도
　본법 : 신심법(身心法)
　별법 : 후법(後法)
행공해설
　단전에 모든 의식을 집중하고 오장육부가 수승화강(水昇·火降) 작용에서 냉강(冷降)시키는 행공

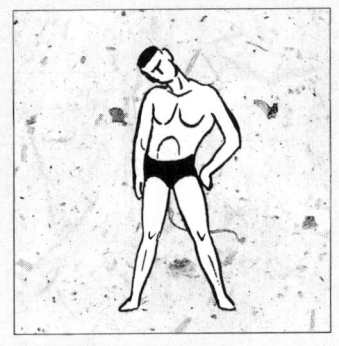

3. 동작설명

서서 상체를 왼편으로 굽히며 왼손을 옆구리에 수직으로 대고 오른손은 축 늘어뜨리면서 단전 호흡

3. 행공도
    본법 : 신심법(身心法)
    별법 : 좌법(左法)

행공해설

왼편 장부(臟腑)에 압박을 가하고 오른편 장부에 열승(熱昇)을 가하여 수승화강(水昇·火降) 작용을 촉진시키는 행공

제 7 장 중기단법 행공(中氣丹法 行功)

4. 동작설명

위의 3번 신심법의 좌법 반대 동작

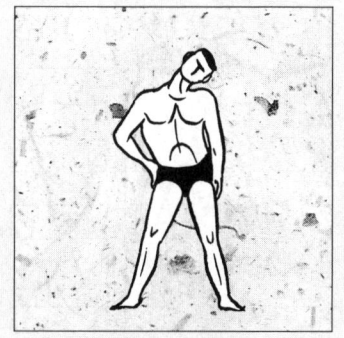

4. 행공도
본법 : 신심법(身心法)
별법 : 우법(右法)
행공해설
좌법 반대 행공

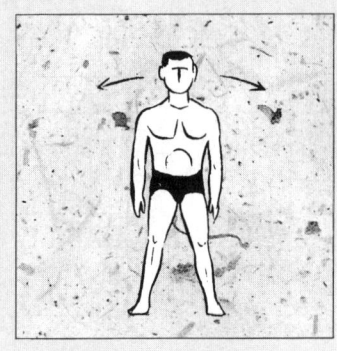

5. 동작설명

　서서 손을 자연스럽게 축 늘어뜨리고 머리와 목만 숨마시며 좌측으로 숙이고 내쉬며 세우고 우측으로도 마찬가지로 하며 단전 호흡

5. 행공도
　　본법 : 신심법(身心法)
　　별법 : 동법(動法)

행공해설
　위의 네 가지 동작에서 긴장되었던 것을 풀어 주며 아울러 다음 동작에 대한 준비 행공

제7장 중기단법 행공(中氣丹法 行功).

6. 동작설명

서서 숨을 들이쉴 때에는 발뒤꿈치를 들고 내쉴 때에는 발뒤꿈치를 내리며 단전 호흡

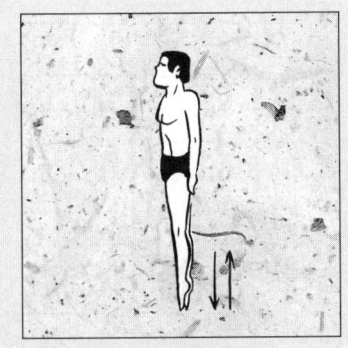

6. 행공도
  본법 : 인심법(忍心法)
  별법 : 상법(上法)
행공해설
  오장 육부와 발가락은 직접적인 연관성이 있기 때문에 발가락이 튼튼하다는 것은 오장 육부가 튼튼한 것이다. 호흡에 맞추어 행공

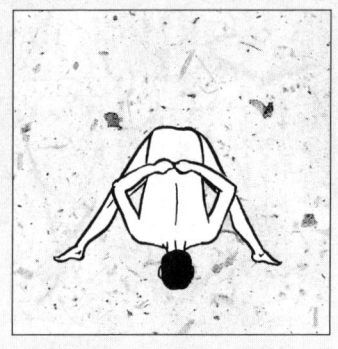

7. 동작설명

앞으로 굽혀 머리를 땅에 대고 양손을 깍지 끼어 허리에 대며 단전호흡

7. 행공도
  본법 : 인심법(忍心法)
  별법 : 하법(下法)

행공해설
오장 육부와 머리까지 혈액 순환을 최대한으로 촉진시키는 행공

제 7 장 중기단법 행공(中氣丹法 行功)

8. 동작설명

 손끝·발끝으로 바닥짚고 엎드려 뻗쳐 자세로서 단전 호흡

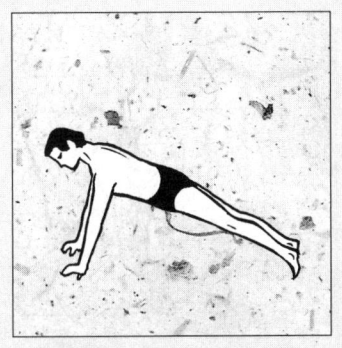

8. 행공도
  본법 : 인심법(忍心法)
  별법 : 중법(中法)
 행공해설
  직립(상법)과 역립(하법)에서 오는 부담을 완화시키는 행공

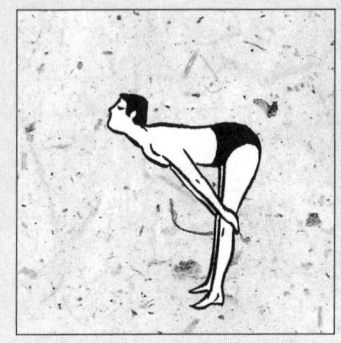

9. 동작설명

　서서히 일어서며 상체를 앞으로 굽히고 양손을 무릎 뒤편에 깍지 끼어 잡으며 고개를 들고 단전 호흡

9. 행공도
　　본법 : 인심법(忍心法)
　　별법 : 압법(壓法)

행공해설
　직립 자세에 대한 준비 동작이며, 오장 육부에 은은한 압박을 가하는 행공

제 7 장 중기단법 행공(中氣丹法 行功)

10. 동작설명

　서서 숨마시며 상체 앞으로 숙이면서 고개는 들어주고 내쉬며 상체 바로 세우고, 다시 마시며 상체 뒤로 보내며 고개는 숙여주고 내쉬며 상체 바로 세우기를 반복하며 단전호흡

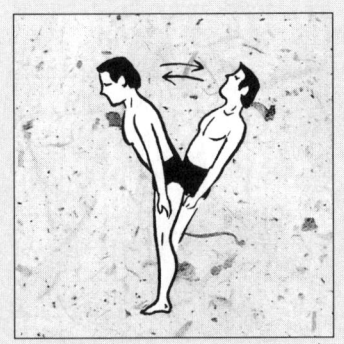

10. 행공도
　본법 : 인심법(忍心法)
　별법 : 동법(動法)
행공해설
　위의 네 가지 동작에서 긴장되었던 것을 풀어 주며 아울러 다음 동작에 대한 준비 행공

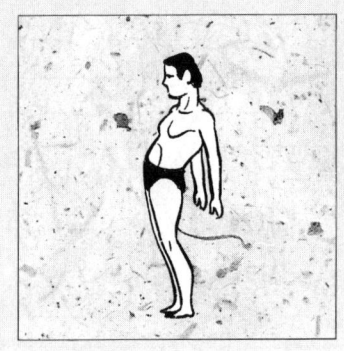

11. 동작설명
　서서히 허리를 뒤로 굽히며 양손을 축 늘어뜨리고 목을 앞으로 숙이면서 단전 호흡

11. 행공도
　　본법 : 파심법(破心法)
　　별법 : 수법(水法)
행공해설
　오장 육부와 척추신경에 은은한 압박을 가해 기능을 촉진시키는 행공

제 7장 중기단법 행공(中氣丹法 行功)

12. 동작설명

서서 양손을 자연스럽게 하늘로 향하여 높이 들면서 단전 호흡

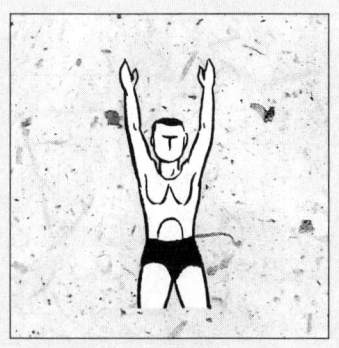

12. 행공도
　본법 : 파심법(破心法)
　별법 : 화법(火法)
행공해설
　몸 전체에 대한 신진대사 작용의 행공

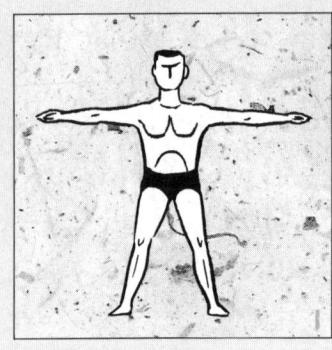

13. 동작설명
　서서 양손을 자연스럽게 옆으로 뻗쳐서 들고 단전 호흡

13. 행공도
　　본법 : 파심법(破心法)
　　별법 : 목법(木法)
행공해설
　위의 12번 화법과 동일한 기능의 행공이며, 좀 더 완화시켜 주는 행공

제 7 장 중기단법 행공(中氣丹法 行功)

14. 동작설명

서서 숨을 마실 때에 양손을 가볍게 주먹을 쥐고 단전을 은은히 두드리며 단전 호흡

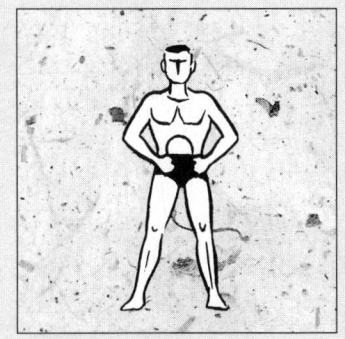

14. 행공도
본법 : 파심법(破心法)
별법 : 금법(金法)

행공해설

단전에 자극을 주어 단전의 기능을 촉진시켜 주는 행공

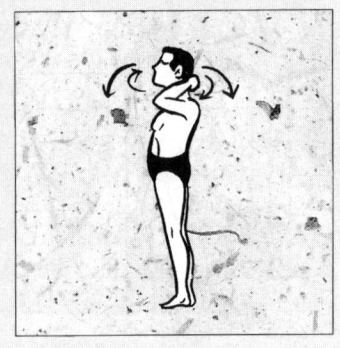

15. 동작설명

서서 양손을 목 뒤로 자연스럽게 깍지 끼고 발끝에 힘을 주며 몸을 전후 좌우로, 마시며 움직여 주고 내쉬며 몸을 바로세우면서 단전 호흡

15. 행공도
   본법 : 파심법(破心法)
   별법 : 토법(土法)

행공해설
  위의 네 가지 동작에서 긴장되었던 것을 풀어 주며 아울러 다음 동작에 대한 준비 행공

16. 동작설명

서서히 가부좌 자세로 앉아서 양손 가슴부위에서 합장을 하고 단전호흡

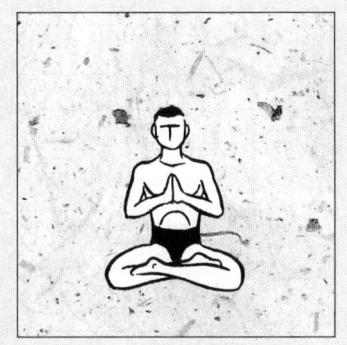

16. 행공도
  본법 : 전심법(轉心法)
  별법 : 정법(正法)

행공해설

고요히 장부(臟腑)에 압박감을 줌으로써 전신의 긴장을 풀어 주며 조용하게 진리의 경지로 들어가는 행공

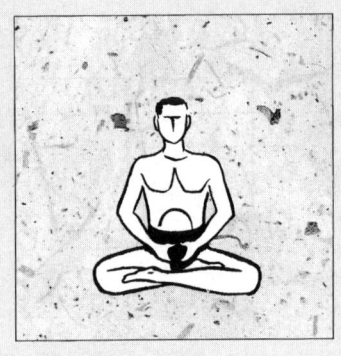

17. 동작설명

 가부좌 자세로 양손을 떼지 말고 그대로 단전에 엄지손가락과 둘째 손가락을 지그시 대고 단전 호흡

17. 행공도
　　본법 : 전심법(轉心法)
　　별법 : 좌법(坐法)

행공해설
 위의 16번과 동일한 행공에서 일신일심법의 좌법과 동일

제 7 장 중기단법 행공(中氣丹法 行功)

18. 동작설명

　가부좌 자세에서 양손을 단전 좌우편에 대고 가슴을 펴고 단전 호흡

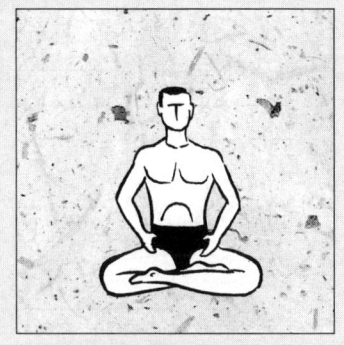

18. 행공도
　　본법 : 전심법(轉心法)
　　별법 : 입법(立法)
행공해설
　위의 16번과 동일한 행공에서 일신일심법의 입법과 동일

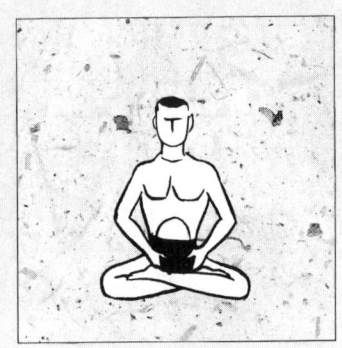

19. 동작설명

　가부좌 자세로 양손을 단전 좌우편에 대고, 숨을 마실때 교대로 좌우편을 가볍게 누르며 단전 호흡

19. 행공도
　　본법 : 전심법(轉心法)
　　별법 : 측법(側法)

행공해설
　위의 16번과 동일한 행공에서 일신일심법의 측법과 동일

제 7 장 중기단법 행공(中氣丹法 行功)

20. 동작설명
가부좌 자세로 양손을 손끝이 무릎안쪽으로 향하게 놓고 단전 호흡

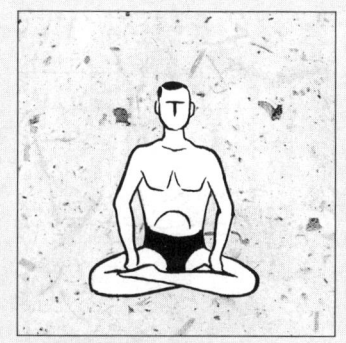

20. 행공도
　　본법 : 전심법(轉心法)
　　별법 : 동법(動法)
행공해설
　위의 네 가지 동작에서 긴장되었던 것을 풀어 주며 아울러 다음 동작에 대한 준비 행공

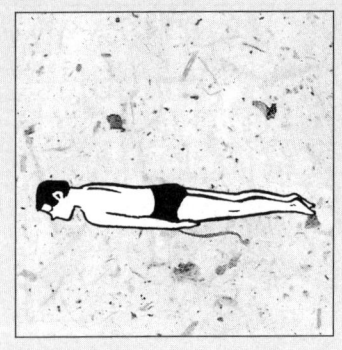

21. 동작설명
편안히 엎드려 양손을 양 옆구리 옆에 손바닥이 하늘로 향하게 편안히 놓고 뺨을 땅에 대면서 단전 호흡

21. 행공도
본법 : 사리정별법(事理正別法)
별법 : 수법(水法)

행공해설
전신 장부(臟腑)의 기능 완화로서 피로를 풀어 다음 행공에 임할 자세

제7장 중기단법 행공(中氣丹法 行功)

22. 동작설명

양손을 뒤로 깍지 끼어 허리에 대고 단전만 땅에 대면서 상체와 하체를 들고 단전 호흡

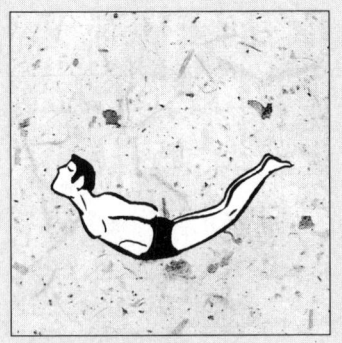

22. 행공도
  본법 : 사리정별법(事理正別法)
  별법 : 화법(火法)
행공해설
  하단전에 자극을 가하고 척추의 신경 순환과 상하체의 기능 촉진

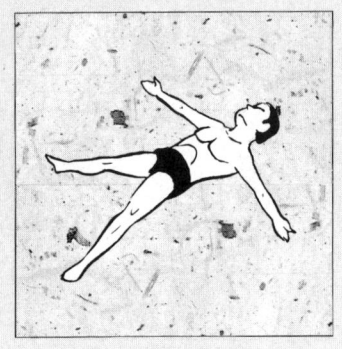

23. 동작설명
편안하게 반듯이 누워 단전 호흡

23. 행공도
  본법 : 사리정별법(事理正別法)
  별법 : 목법(木法)
행공해설
  전신 완화 행공

제7장 중기단법 행공(中氣丹法 行功)

24. 동작설명
엉덩이만 땅에 대고 상체와 하체를 들면서 양발목을 잡고 단전 호흡

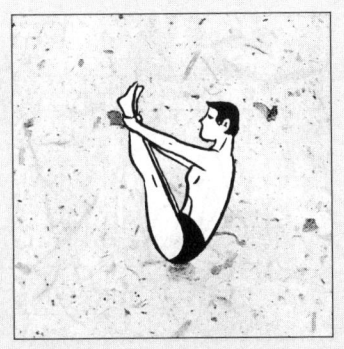

24. 행공도
본법 : 사리정별법(事理正別法)
별법 : 금법(金法)

행공해설
하단전에 열기 상승으로 전신의 신진 대사 촉진과 상하 신경 자극으로 유연성을 촉진

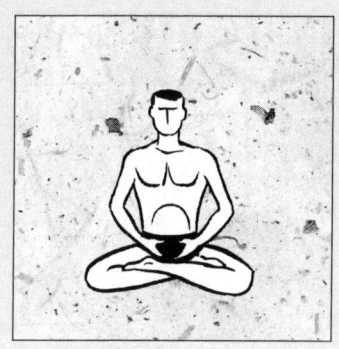

25. 동작설명

편안한 자세로 앉아서 무아무념(無我無念)의 깊은 경지에서 단전호흡

25. 행공도
　본법 : 사리정별법(事理正別法)
　별법 : 토법(土法)

행공해설
　위의 여러 자세에서 긴장되었던 것을 풀어 주며 중기 단전에서 진실한 정좌(正座), 정각(正覺)의 경지로 들어가는 행공

국선도 ❷❸에 수록된 단전 행공 내용

국선도 2권
제1장 정각도의 개요
제1절 정각도의 정
제2절 정각도의 각
제3절 정각도의 도
제2장 정각도
제1절 중기단법
제2절 건곤단법
제3절 원기단법
제3장 단리와 인체
제1절 단리와 기공
제2절 국선도와 인체
제3절 현대의학

국선도 3권
제1장 국선도 보급의 취지
제1절 민족정기
제2절 민족의 수호신
제3절 국선도 보급의 가치
제4절 국선도 보급의 실익
제2장 국선도의 철학적 성격
제1절 역리와 단리
제2절 단리론
제3장 국선도와 역리
제1절 음양의 개요
제2절 음양의 정의
제3절 음양의 유래
제4절 음양의 성분
제5절 음양의 순환
제6절 음양의 성리
제7절 음양과 인체
제8절 국선도와 운기
제4장 국선도의 윤리도덕
제1절 국선도 윤리도덕의 성격
제2절 아생 의식
제3절 선과 악
제4절 역천의 사망
제5절 성품과 식사
제5장 국선도와 경락
제1절 경락의 정의
제2절 인체의 삼관
제3절 육경의 위치
제4절 수육경의 위치
제5절 12경의 순환
제6절 15락
제7절 팔기경
제8절 인체경락도
제9절 경락 수기법
제10절 절진법
제6장 통기행공법
제1절 통기법 해설
제2절 진기단법
제3절 삼합단법
제4절 조리단법
제7장 율려몽
제8장 기타
제9장 각종 종교

주의

본 책자를 보고 임의로 수련을 하지 말고 반드시 국선도(國仚道)지도자의 지도를 받아 수련하기 바랍니다. 수련중에는 반드시 심신의 변화가 오게 되고, 특히 위험에 빠지는경우가 있으므로 단독수련은 금합니다.

국선도-1

초판 1쇄 펴낸날 : 1993년 5월 23일
13쇄 발행 : 2022년 11월 11일

지은이 : 청산선사
펴낸이 : 모경숙
펴낸곳 : 도서출판 국선도
출판등록 : 1992년 11월 16일(제 1-1457호)
주소 : 서울시 종로구 인사동 14길 33 (03146)
전화 : 02-764-2361
전자우편 : myhabit1967@gmail.com
홈페이지 : www.kouksundo.world
ISBN 979-11-952213-3-2

Kouksundo Press
Address : 14Gil 33 Insadong, Jongno-gu,
Seoul, Republic of Korea (03146)
Phone : 02-764-2361
E-mail : myhabit1967@gmail.com
Homepage : www.kouksundo.world

값 16,000원

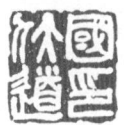

판권은 도서출판 국선도 소유입니다.
이 책은 저작권법에 의해 보호받는 저작물이므로 무단 전제와 복제를 금지하며,
이 책 내용의 일부 또는 전부를 이용하려면 반드시 (사)국선도법연구회와 도서출판
국선도의 동의를 받으셔야 합니다.

Copyright ⓒ 사단법인 국선도법 연구회 2022 All rights reserved.

연구 · 수련 문의처 · 국선도 본원
02-764-2361

국선도를 연구, 수련할 수 있는 곳

사단법인 국선도법연구회 02-764-2361
서울 종로구 안국동 175-3 안국빌딩 신관 3층
사단법인 국선도연맹 02-515-3075
서울 서초구 잠원동 42-2 은정빌딩 2층 206호 www.ksd21.com
국선도 본원(안국동) 02-764-2361

서울(02)
개포 070-8987-5550, 광화문 722-0080, 여의도 780-9004, 강변 452-7791

경기(031)
수원 효원 211-4560, 분당 정자 711-5670, 분당 서현 701-1347, 용인 수지 261-4377, 평택 663-1717

강원(033)
철원 010-5136-2606

충북(043)
영동 743-0100, 충주 854-0411, 청주 금천 287-2997, 청주 율량 217-9411, 청주 명암 223-2356, 청주 중앙 010-7702-1368

충남(041)
서산 667-5008, 보령 935-3122, 당진 352-6575

대전(042)
송강 936-9959, 만년 487-7345

전북(063)
전주 중화산 223-4674, 군산 지곡 466-1590

전남(061)
여수 653-8213, 순천 연향 723-2596

광주(062)
충장로 222-3002, 용봉 522-3002, 치평 375-7634, 진월 653-3475

제주(064)
서귀포 763-0987

대구(053)
범어 756-0376, 지산 782-8998, 시지 010-3511-8537, 상인 010-5123-2653

경북(054)
안동 태사수련원 853-1988

경남(055)
진주 010-5156-9335, 밀양 010-6566-3899, 마산 내서 232-0531

부산(051)
광안 756-5150, 당감 894-3587, 수안 556-7300, 온천 553-1840, 화명 365-0055, 해운대 755-2755, 구서 514-8818, 대연 612-9593, 연제 503-0025